お医者さんがすすめる バナナの「朝食化」ダイエット

超シンプルな腸活健康法

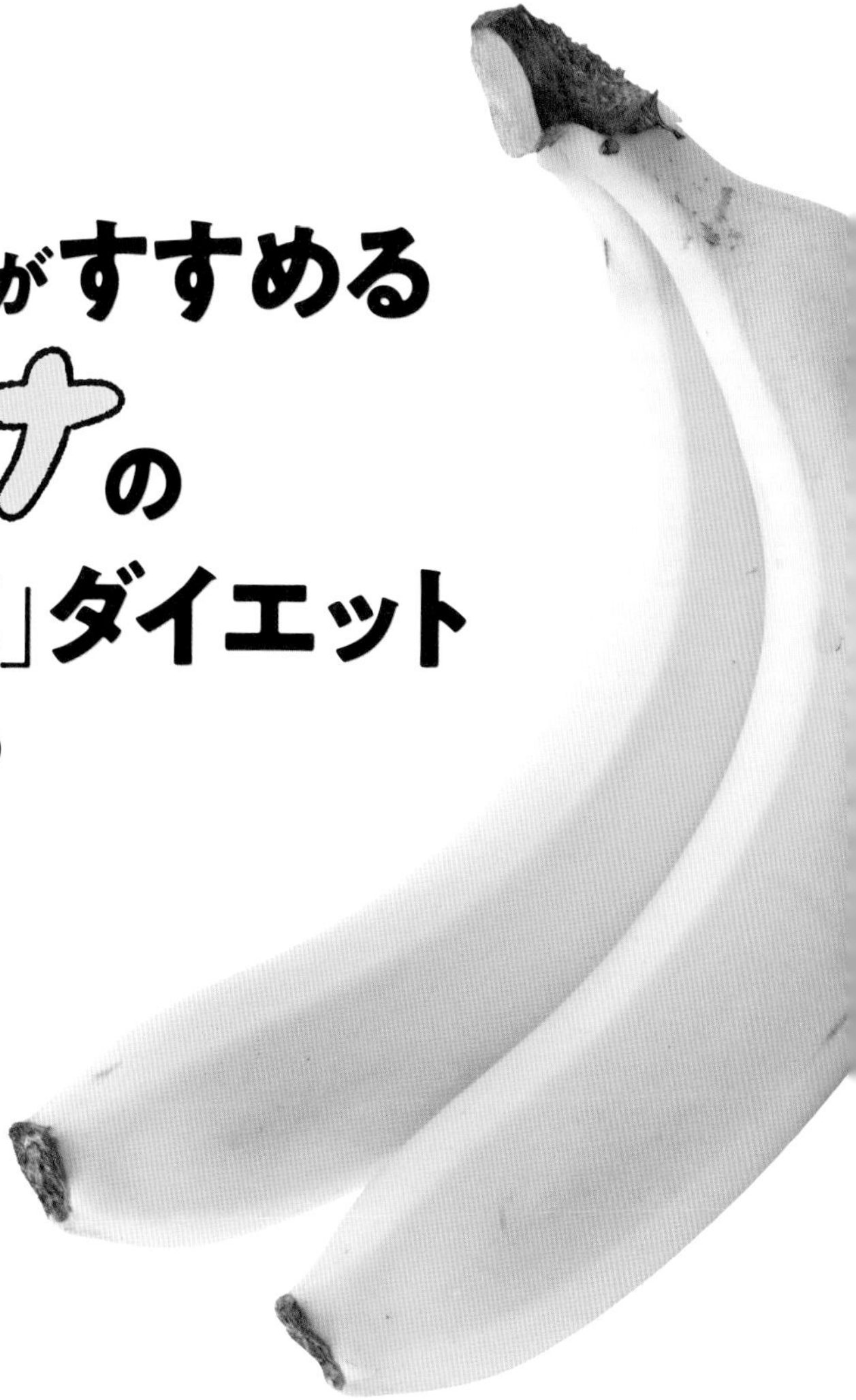

順天堂大学医学部 教授
小林弘幸

アスコム

はじめに

世界で初のダイエット本が出版されてから
約１３０年の月日が流れたといわれています。
そして今日まで、さまざまなダイエット法が
生まれてきました。
しかし、いまだにダイエットの悩みを持つ人は、
あとをたちません。
それは、やせてももとに戻ってしまう、
「リバウンド」という必死の努力を
ムダにする悪魔から、
なかなか逃れられないでいるということが
理由の１つです。

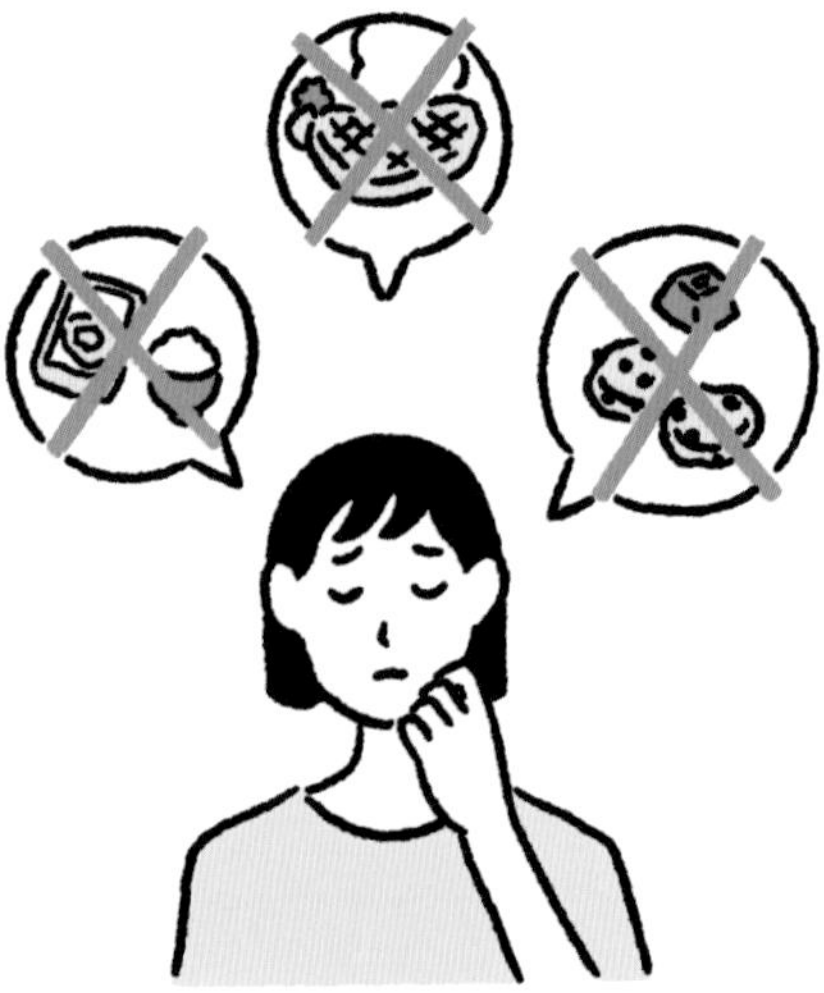

実際、ダイエット経験者でリバウンドをしたという人は、
5割いるとも、7割いるともいわれています。

「皆さんの健康に少しでも寄与できる情報を
発信したい」という思いで、
さまざまな健康法を提案していくなかで、
「『リバウンドの悪魔』をどうやったら追い払えるのか」
について、私もずっと向き合ってきました。
そのなかでわかってきたことがいくつかあります。

まず、やせやすい体にするのが
大切だということです。
例えば、極端な食事制限をすると、
栄養不足で体が活発に動かなくなります。

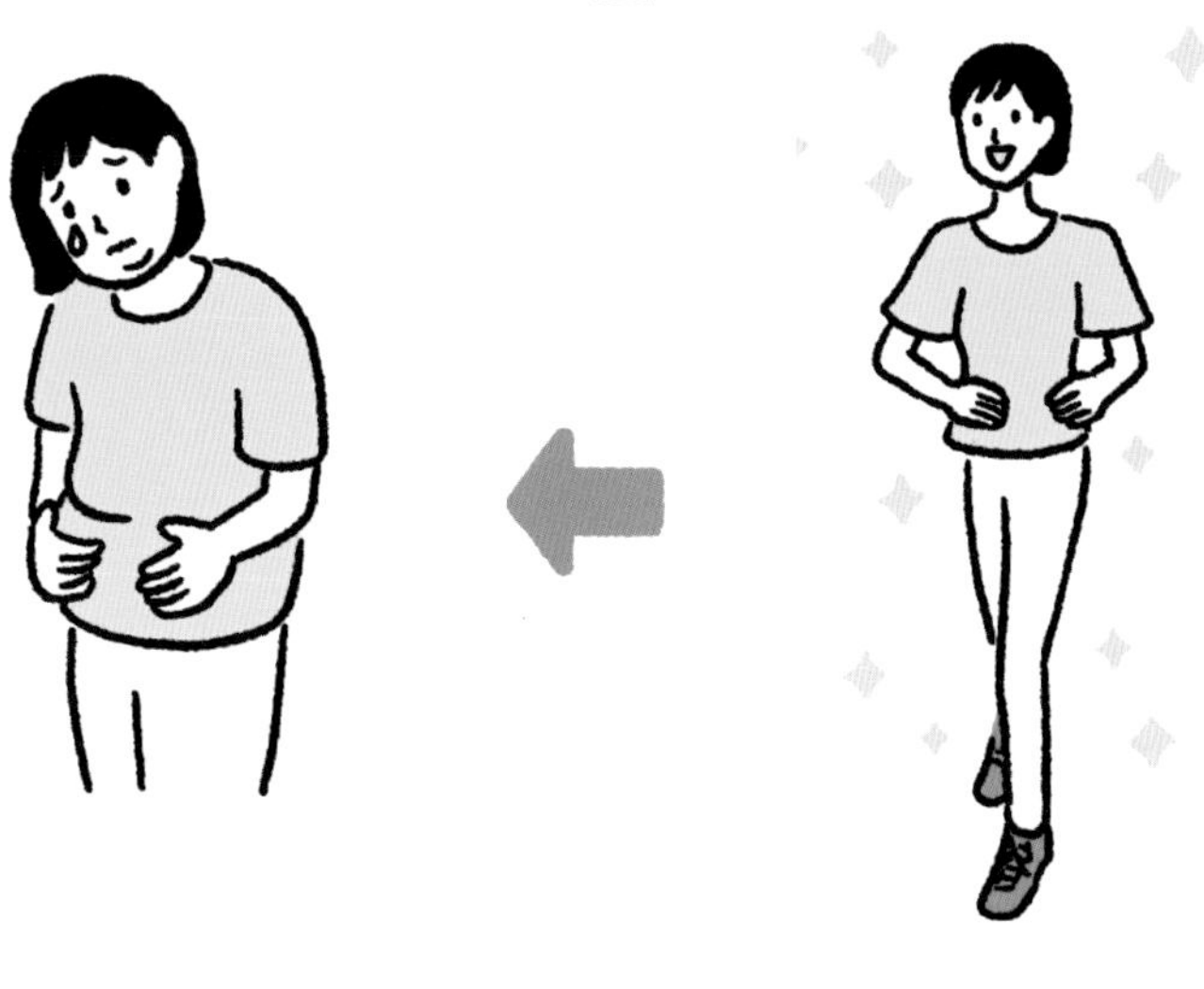

すると、代謝が落ちるなどしてやせにくくなります。
もう1つが、数値の変化より
継続できる期間に重きをおくことです。
短期間でやせようと思えば
無理をしなくてはいけません。
そのストレスが「リバウンドの悪魔」を呼び寄せるのです。
せっかく積み上げた努力をムダにしないためにも、
たとえ爆発的な体重減はなくても、
細く長く続けたほうが、
やせるというゴールには、絶対に早くたどりつきます。
童話の「うさぎとかめ」の話と一緒です。

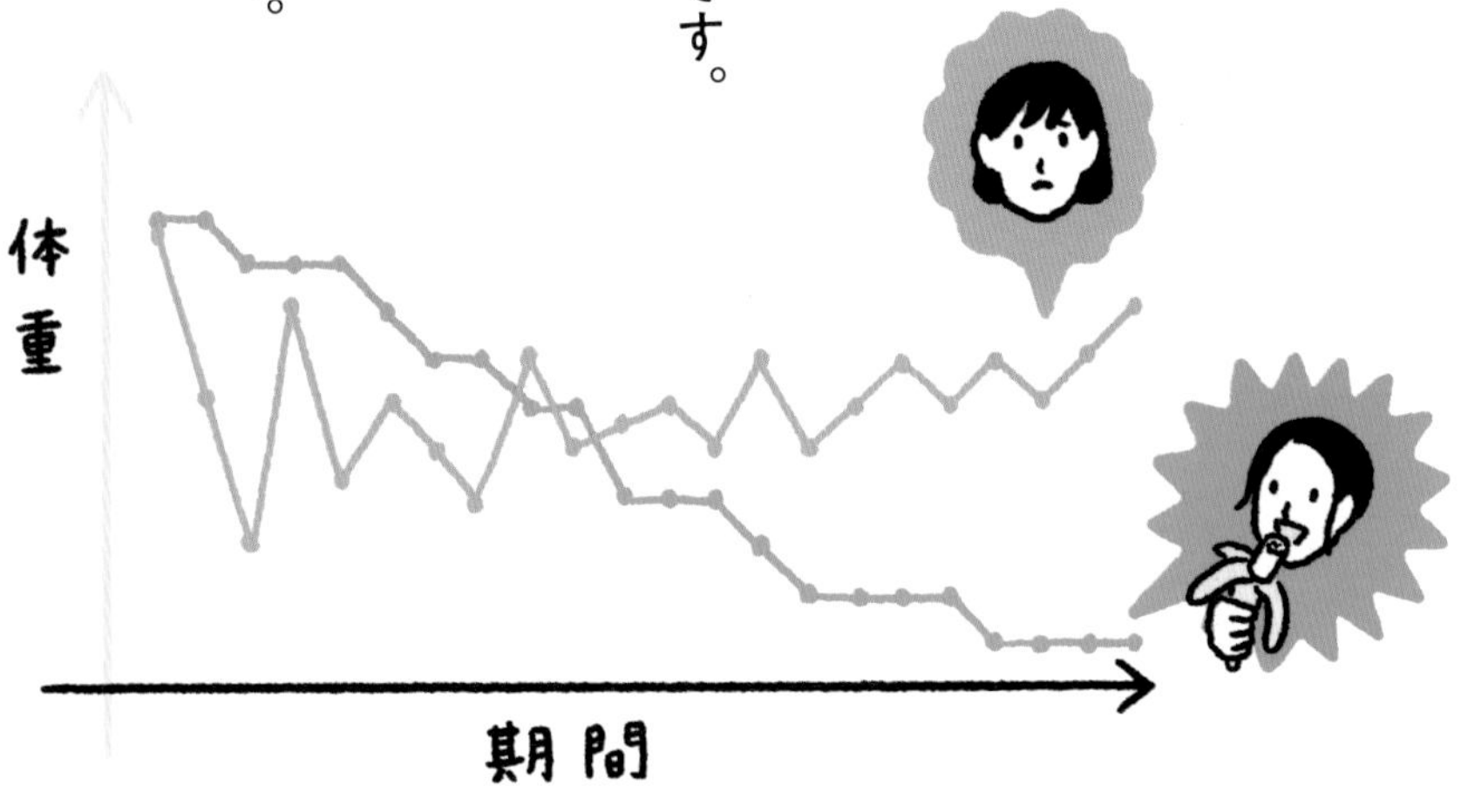

それらのことを考え、
リバウンドしにくいダイエットとして
本書でご提案するのが、バナナを朝に食べる
「モーニング
バナナダイエット」
です。

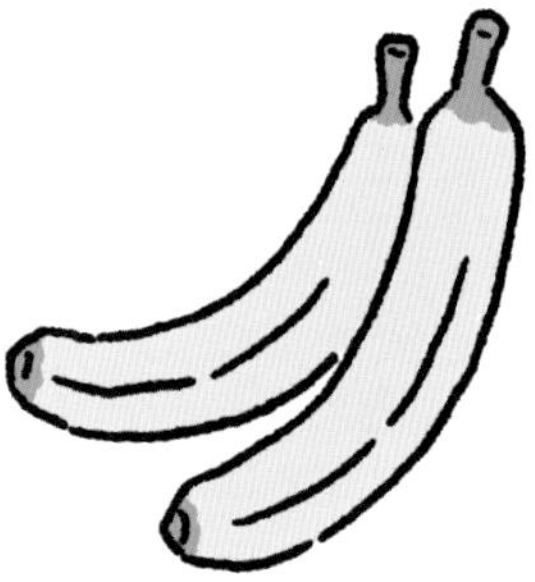

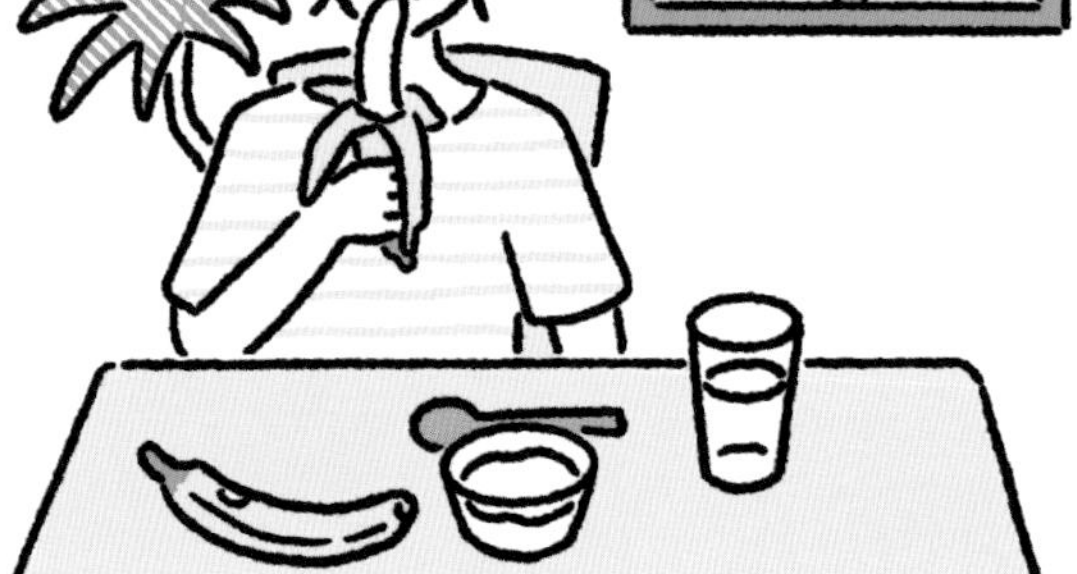

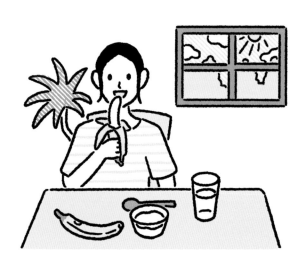

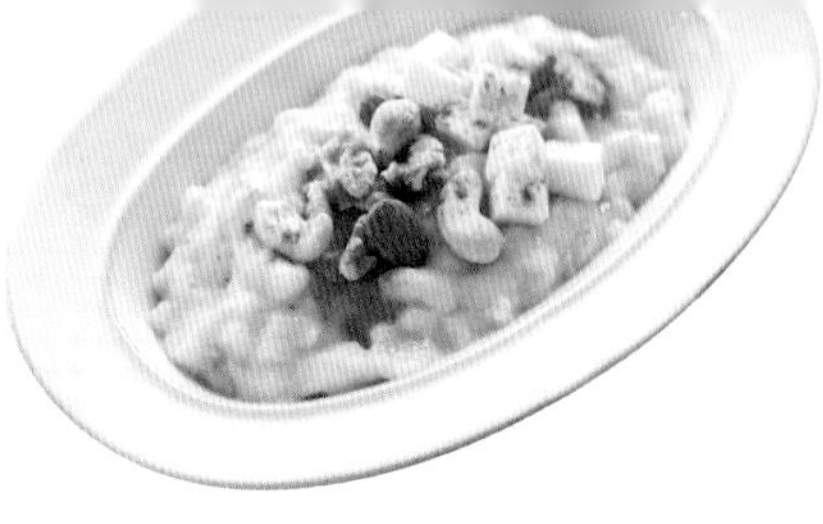

バナナは、持ち運びも可能で、洗う必要もない、
皮をむくだけで食べられる
非常に食べやすい食材であり、価格も安い。
なにより、やせる体づくりに欠かせない成分が
たっぷり入っている。

一度、「バナナでダイエット」の
ブームが起きた理由もうなずけます。
その「バナナでダイエット」をより続けやすいように、
また、よりやせられるように、バージョンアップさせたのが、
本書の「モーニングバナナダイエット」です。
でも、「毎日同じようにバナナを食べるのは飽きる」
という人もいるでしょう。

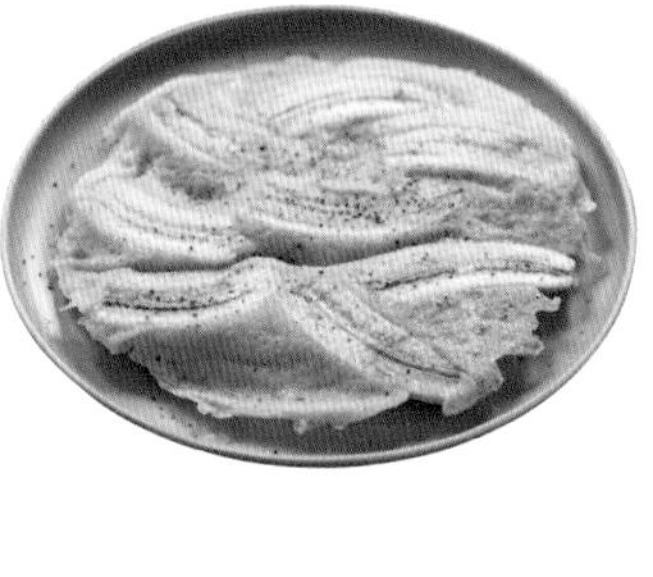

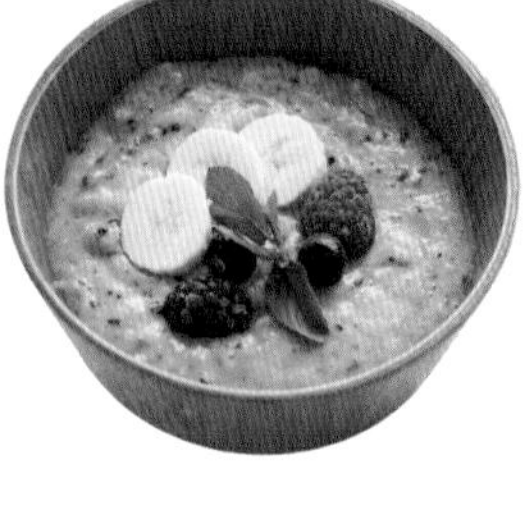

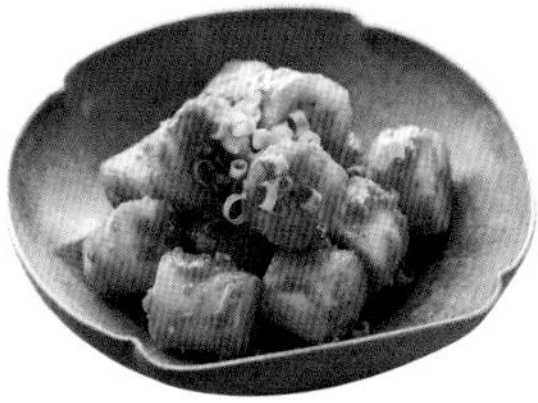

そんな人のために、本書ではバナナを使った、
味のバリエーション豊富な朝食
「クラッシュバナナレシピ」を用意しました。
バナナとは風味が異なり、
果物というより、野菜として楽しめる「青バナナ」の
レシピも紹介しています。
また、性格やライフスタイルによって
やり方も選べるようにするなど、とにかく
楽しんで続けてもらえることにこだわりました。

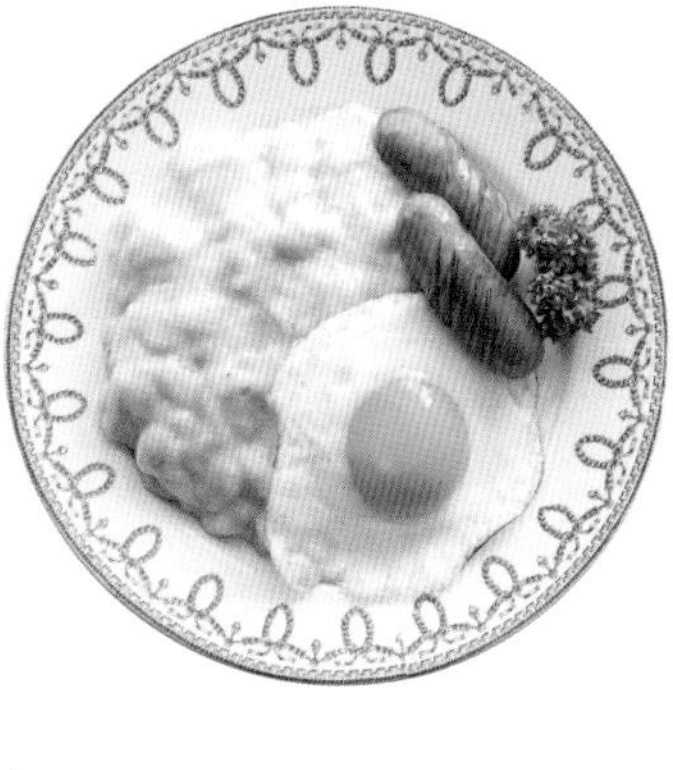

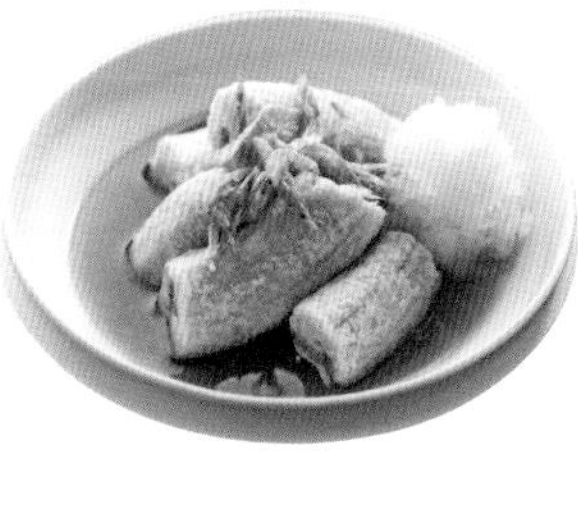

このダイエットを3週間試してもらったところ、次のような結果がでました。

よく汗をかくようになって、
代謝が上がった気がします

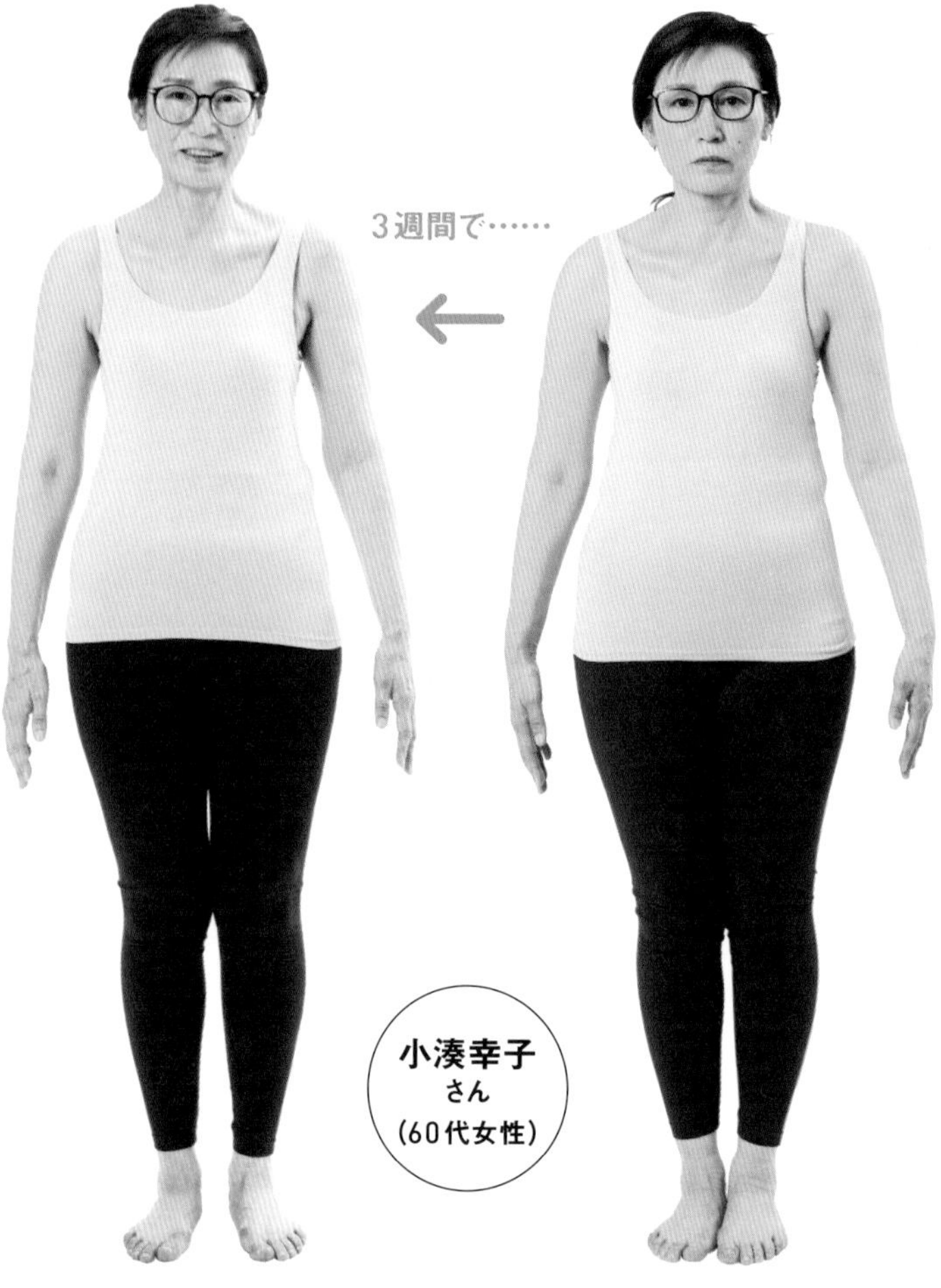

3週間で……

小湊幸子
さん
（60代女性）

AFTER
52.4kg

BEFORE
55.2kg

体重が
約3kg減

※モニターの方々には、暴飲暴食を避け、普段通りの食事を心がけるようお願いしました。おなか周りは、へその高さで測った腰回りの数値です。また、個人情報保護の観点から、名前はすべて仮名にしています。

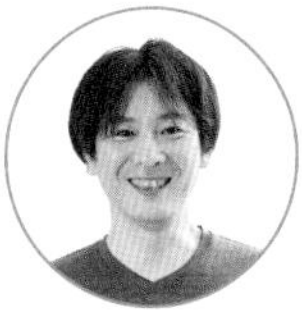

鏡を見るたびに、おなかが
へっこんだのを実感!!

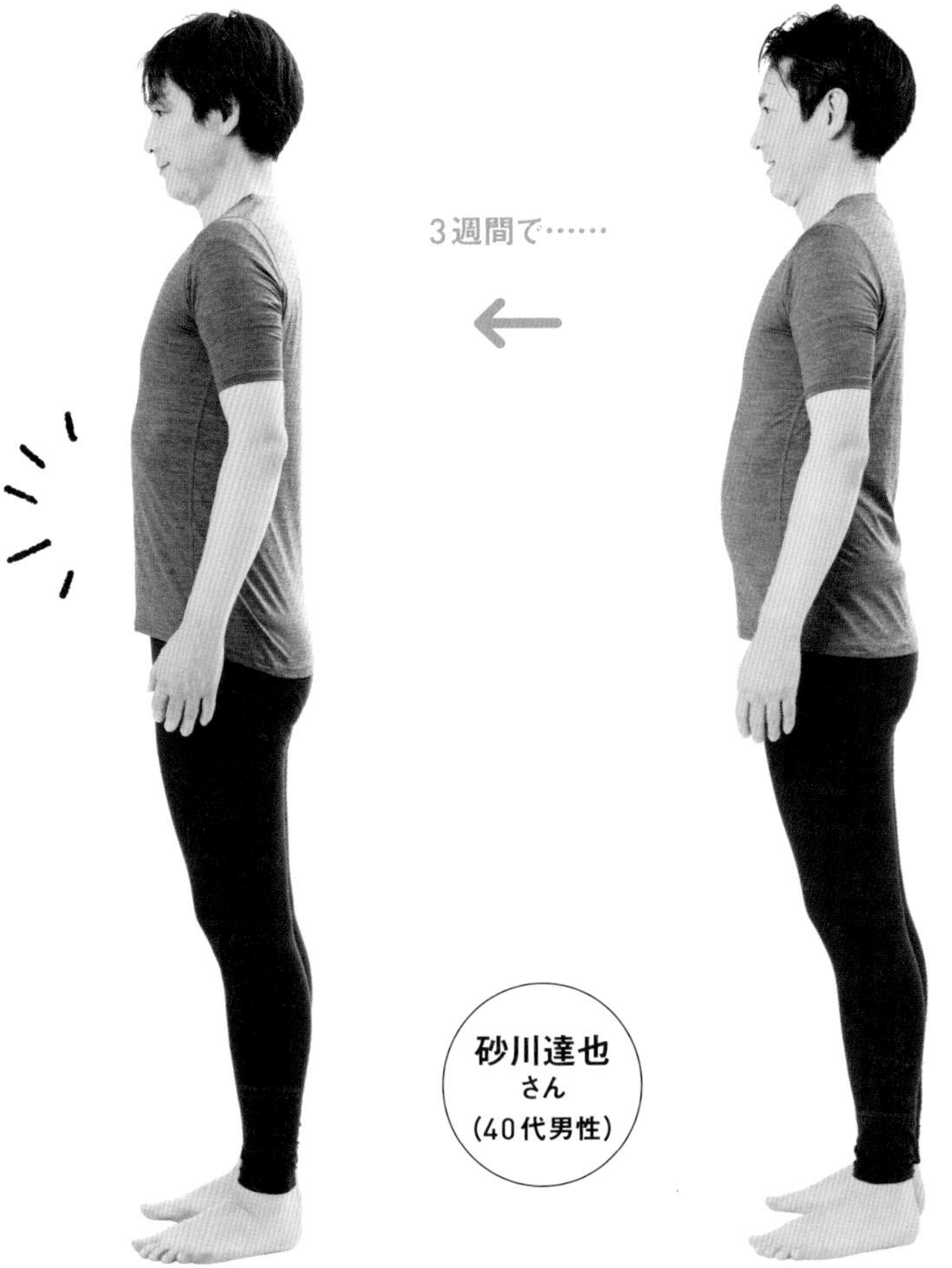

AFTER
87.0cm

BEFORE
97.0cm

おなか周りが
10cm減

モニターの詳しい結果は、
79ページに!

モニターの方々の平均でみても
体重約1kg減、おなか周りが約3cm減でした。
ただ、その数値よりも、今回のダイエット法を
自信をもって私がおすすめできるのは、
約91%の方が今後も続けたいと答えてくれたからです。
「リバウンドの悪魔」を追い払い、
一生やせたままの体を手に入れるという願いを
かなえてくれるダイエット法ではないかと
感じています。

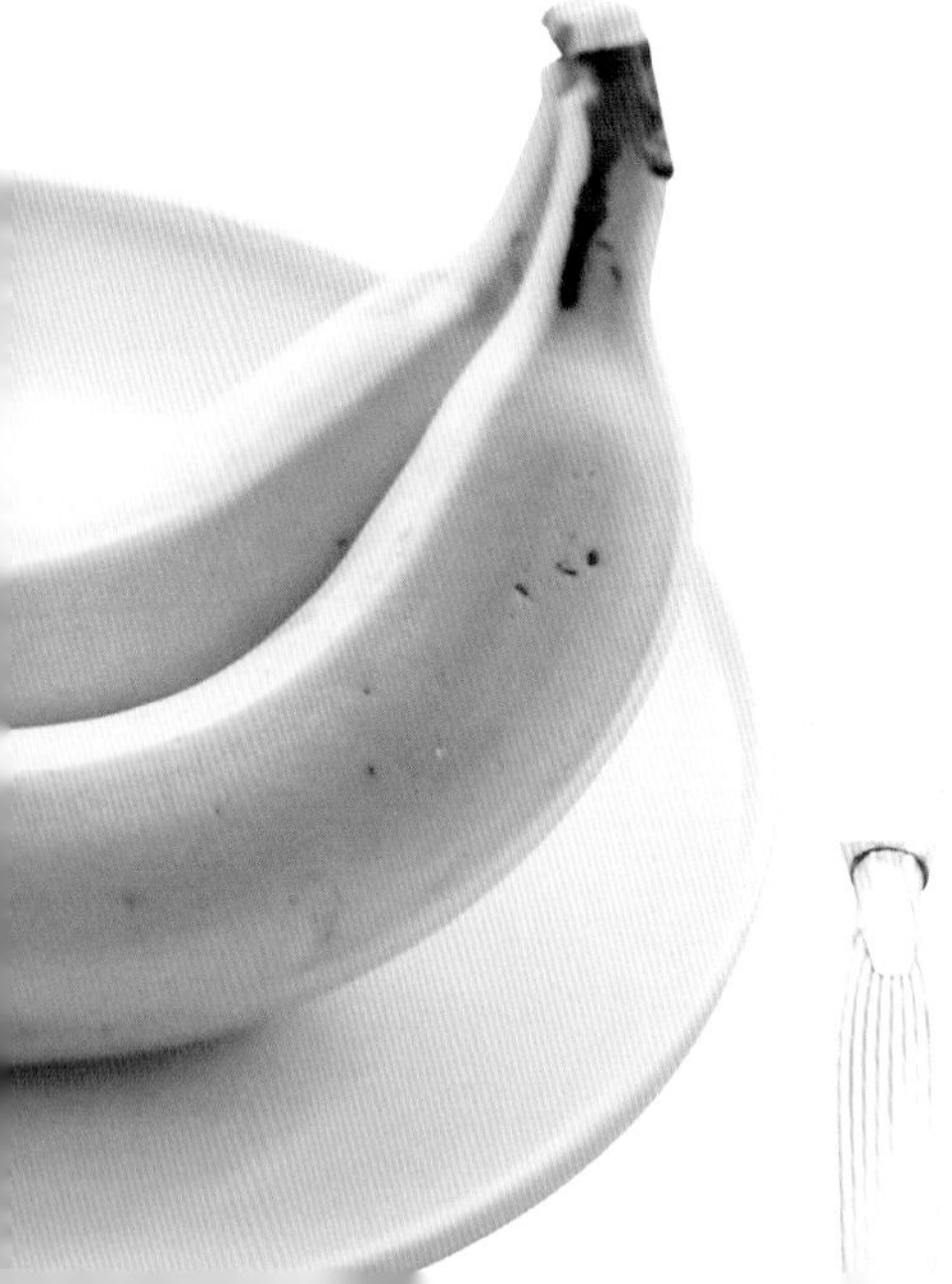

また、本書は、朝食の大切さを
皆さんに知ってほしいという思いも込めています。

「時間がないから朝食をとらない」という人、
ぜひバナナだけでも食べてください。
「薬を飲むために、無理やり朝食をとっている人」
バナナなら無理なく食べられませんか？

「1日の計は朝にあり」ということわざがありますが、

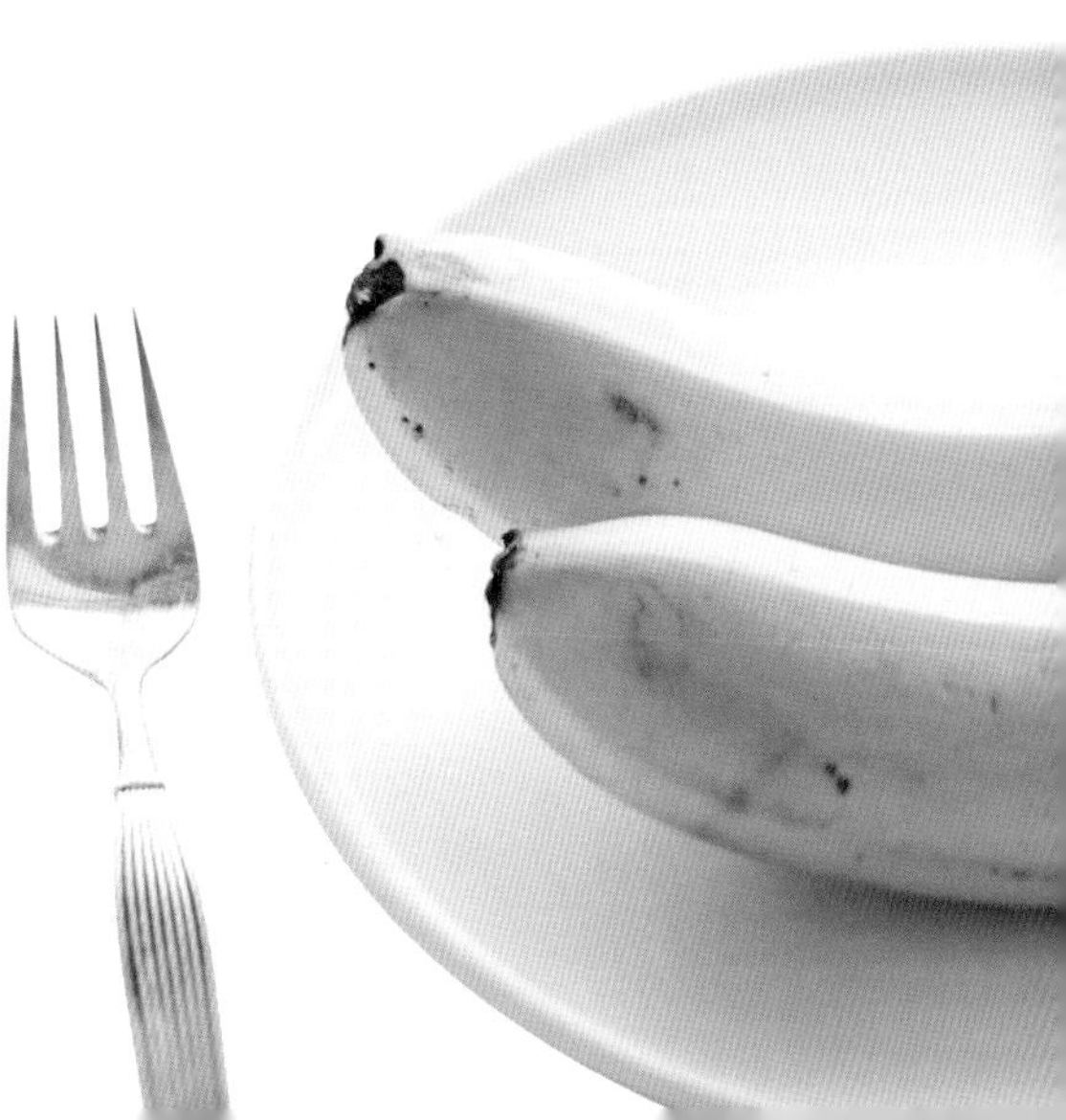

「１日の体と心の健康は朝食にあり」です。

朝食を楽しくとることで、

●太りにくくなる

●自律神経が整いやすくなり、活動的になる

●腸内環境が整いやすくなる

など、さまざまなメリットがあります。

毎日を楽しく健康に過ごすためにも、

本書のメソッドをぜひ試していただけると幸いです。

順天堂大学医学部 教授
小林弘幸

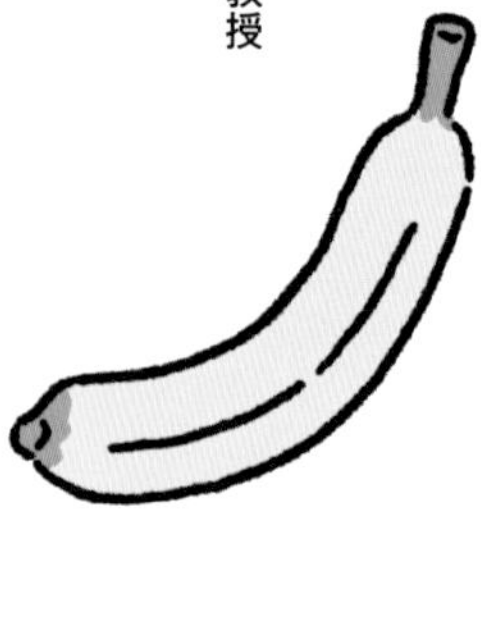

CONTENTS

PART 2

バナナの「朝食化」をおすすめするこれだけの理由

PART 3

「モーニングバナナダイエット」のやり方

PART 4

LET'S TRY!

「クラッシュバナナ」アレンジレシピ

1週間やってみて！ クラッシュバナナ★ダイエット朝食

PART 5

ダイエット界の新食材！青バナナレシピで「モーニングバナナダイエット」をサポート

PART 6

ダイエットの効果をさらに上げる4つの腸活習慣

PART 1

リバウンドの恐怖と「さよなら」するために大切なこと

ダイエットの時間と努力を無に帰すリバウンド。
今回おすすめするダイエット法は、
リバウンドしにくいということを第一に考えています。
そこで、具体的なダイエット法の説明の前に、
リバウンドしないダイエットとはなにか、
まずはそこからお話ししていきます。

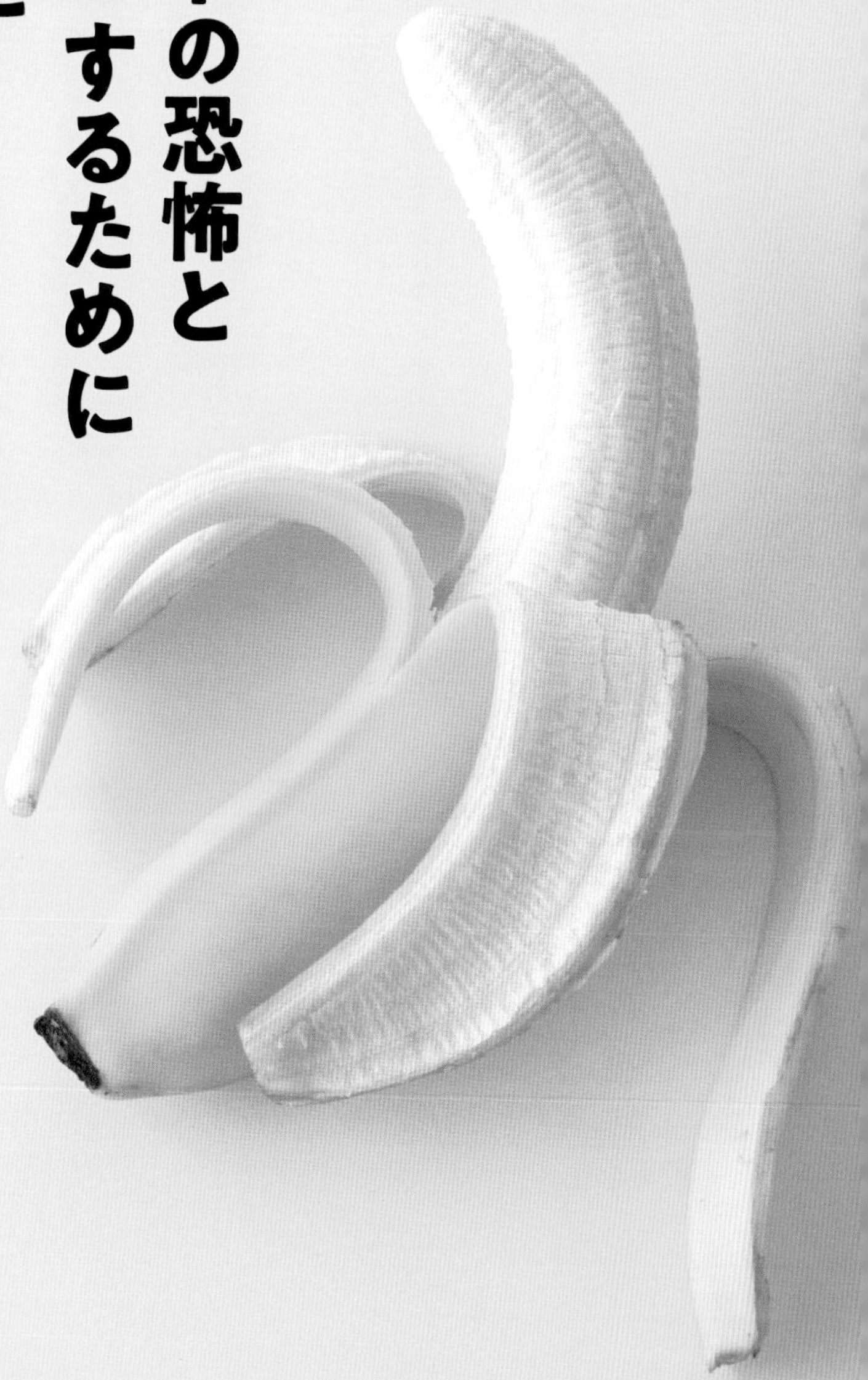

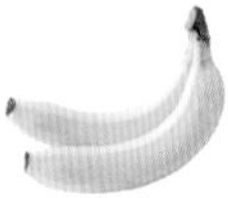

「永遠のダイエッター」から卒業するための4箇条

よくこんな人に出会います。

「先生、聞いてください。話題の〇〇ダイエットを試してみたら、ものすごくやせたんです」と言っていたと思ったら、しばらくしてから会うと、「今、××ダイエットにはまっていて」と別のダイエット法の名前が出てくる。

徐々にやせていればいいのですが、このように次から次へと新しいダイエット法の話題が出てくる人は、体重があまり変わっていない、むしろ少し太っているという場合が少なくありません。

一時的にやせたことへの安心感や満足感から、徐々にダイエットをさぼりがちになり、リバウンド。それが「〇〇ダイエットで失敗した」という感情をわき上がらせ、別のダイエットに手を出す。想像するにこんなところでしょうか。

では、あなたのダイエットの目的はなんでしょう？

やせてきれいになりたい、かっこよくなりたい、健康診断の数値が悪かったので、健康のためにやせたいなど、それぞれあると思いますが、まとめると「健やかで幸せな、満足した人生を送るため」ということではないでしょうか。

決していろいろなダイエット法を試すため、永遠にダイエットを続けるためではないはずです。

限られた人生のなかで、行ってきた努力、かけた時間、お金も含め、それをすべて奪ってしまう「リバウンドという悪魔」。この悪魔を近づかせないことこそ、ダイエットをするうえで、最も大事なことではないでしょうか。

世の中には、いろいろなダイエット法があります。

「きちんとした理論に基づき、効果があるもの」という大前提はありますが、そうであれば、さまざまなダイエット法のなかから自分のライフスタイル、生活に合うものを選べばよいとは思います。

ですが、長年、リバウンドを繰り返し、さまざまなダイエット法を延々と繰り返す「永遠のダイエッター」の人たちを見ていくなかで、「リバウンドという悪魔」を追い払うためには、次の4つの条件を満たすダイエット法を選ぶことが大切だということに気がついたのです。

その1　お金、時間、手間がなるべくかからないもの
その2　あなたのライフスタイルを鑑《かんが》みて週4日は忘れずにできそうなもの
その3　急激に体重を落とさないもの
その4　勝手にやせる体になるもの

ところで、みなさん「ダイエットの終わり」っていつだと思いますか?

理想の体重になったとき? 着たいと思っていた服が着られるようになったとき? 気になっていた検査の数値が下がったとき?

それは、あくまでダイエットの結果であって、体重が戻ってしまえば、意味がありません。

ダイエットを続けて、理想の体重、体型へと近づいていく→太らないための食事や運動が習慣になる→意識しなくても健康的な食事や運動ができるようになる。

つまり自分の体を健康にするための行動が「日常」になったとき、それが「ダイエットの終わり」だと私は考えます。

そこにたどりついたとき、もうすでに「リバウンドという悪魔」は、あなたのそばから去っているはずです。

ただし、そこまで到達するには、どうしても時間がかかります。

「継続」が大切になるのです。

ですから、その1、その2にあるような要素が欠かせないのです。

私が本書でダイエットにバナナをおすすめする理由の1つは、その「手軽さ」からです。

包丁いらずで、洗わなくても、皮をむけばすぐ食べられる。持ち運びやすく、適度な甘さでおいしく、飽きにくい。スーパーやコンビニなどいたるところで、高くない値段で1年中売られていて手に入りやすい。

やせるために必要な成分が十分に含まれている食材のなかで、バナナほど手軽に食べられるものは、ほかにあまり見当たりません。

「リバウンドの悪魔」が大好物のダイエット法とは

「1カ月で10kgやせました」「半年で30kg落とした」

こういう話を聞くと、ついつい「すごい」「うらやましい」「どうやったの？」と興味がわいてきますが、真似しようとするのは、ちょっと待ってください。

この急激なダイエットこそ、「リバウンドの悪魔」の大好物だからです。

一生懸命に取り組んだ努力は本当に素晴らしいと思いますが、多くの方が、その体型をしっかりと維持できないでいます。

それは決してその人の気合いや根性が足りなかったわけではなく、体の仕組み上、仕方のないことなのです。

急激にやせるには、どうしても過剰な食事制限が必要になってきます。

例えば過度のカロリー制限をすると、人間の体は「このままでは命が危ない」と感じ、体のエネルギーの消費を抑えるようになります。

スマートフォンなども、バッテリー残量が少なくなると省エネモードに切り替わりますよね。それと一緒です。

そうなると、体温が下がっていき、代謝（代謝についてはあとで詳しく説明します）が低下する。つまり、やせにくい体になります。

同じように頑張ってダイエットしても、なかなかその努力が報われなくなります。

また「栄養が足りない、これは食べなくては危ないぞ」と感じた体は、主に胃からグレリンという食欲を増す作用のあるホルモンを過剰に分泌し、脳に食べるように働きかけます。

そして、食欲を増すグレリンの過剰な分泌は、カロリー制限をやめたあともしばらくは続くともいわれています。

その生理的作用によって、ダイエット中やダイエット後についついバカ食いしてしまい、リバウンドしてしまうのです。

激しい糖質制限も、リバウンドしやすいダイエット法です。

急激なダイエットが
リバウンドするのはなぜ？

ダイエットをしているのに、気づいたら暴食してしまっている！
それは決してその人の意思が弱いわけでも根性がないわけでもありません。
人間の生理的な現象からして、仕方のないことなんです。

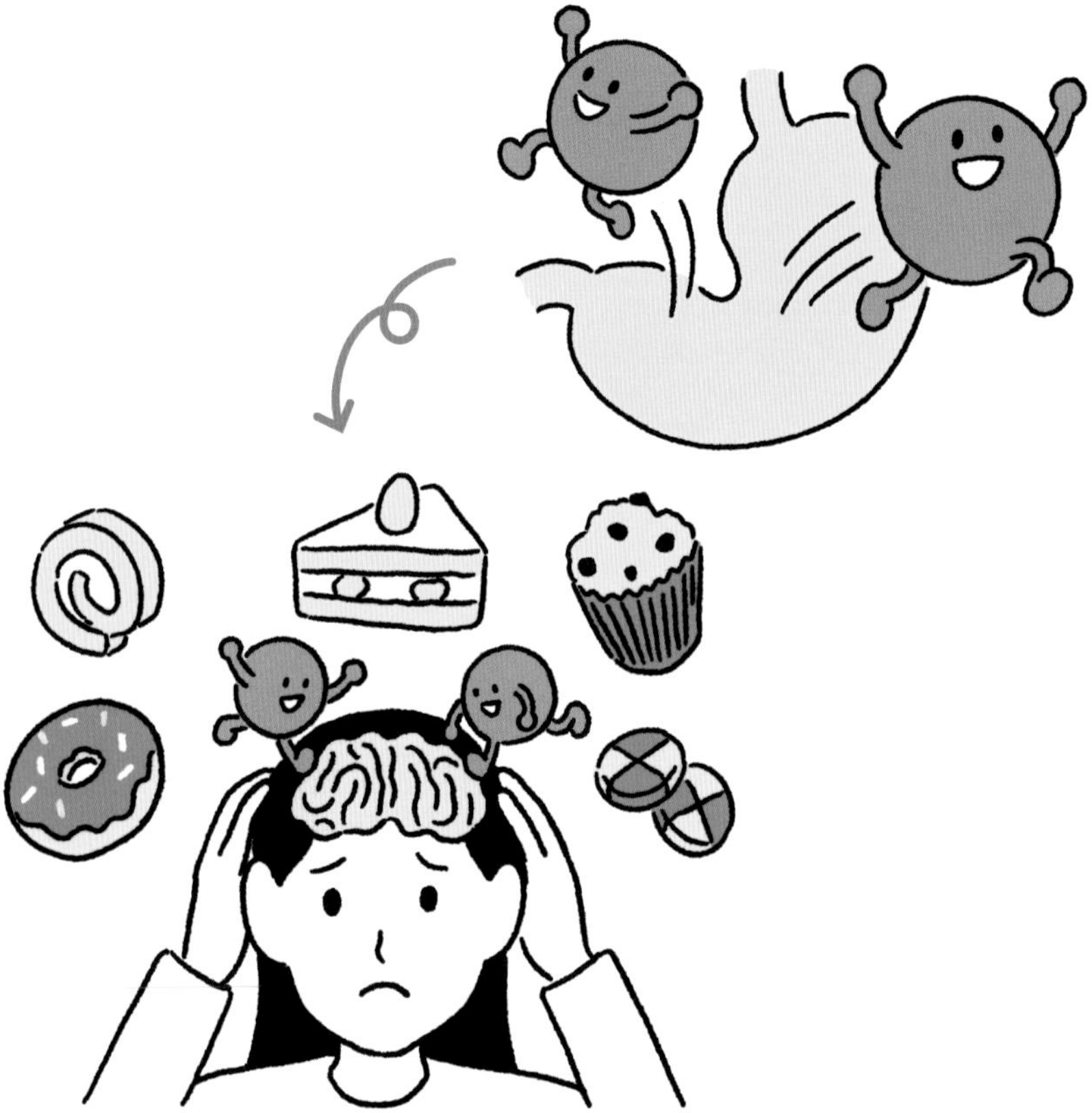

1. 食べないことで栄養が足りなくなる
2. 主に胃などから食欲増加のグレリンが過剰に分泌される
3. 食欲が増して、特に甘いものが食べたくなる
4. 甘いものをたくさん食べてリバウンドする

糖質をとると、脳内に幸せホルモンといわれる、ストレスの軽減に役立つセロトニンが増えるのですが、糖質制限をすると、このセロトニンが不足してイライラしやすくなったり、不安になったりします。

そして、それを解消しようと糖質を欲するようになり、甘いものを過剰に摂取する原因となってしまうのです。

2カ月で10kg以上やせ、その後もリバウンドすることのない俳優やモデル、タレントの方がいますが、彼や彼女たちの多くは、容姿を保つことを仕事のスキルの1つとして身につけているプロです。

プロ野球選手のトレーニング方法や投げ方、打ち方を真似ても、150km の球を投げたり、ホームランを打ったりするのが難しいように、真似をしてやせたとしても、リバウンドしてしまう可能性が非常に高いのではないかと思います。

明確な基準はありませんが、1カ月で0・5~2kg、最大でも、体重の5%の減量にとどめることが、リバウンドをしないためには大切ではないかと考えています。

つまり、過剰な食事制限をせず、食べながら徐々にやせるのがダイエットの鉄則だといえるのではないでしょうか。

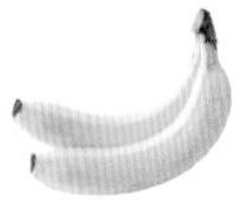

「コロナ太り」がなかなか解消できないたった1つの理由

コロナ禍で多くの人が直面した「コロナ太り」。しかも、なかなか体重がもとに戻らず、悩んでいる人の声をよく聞きます。

これは、コロナ禍の生活によって、体がやせにくくなってしまっていることが原因と考えられます。

先ほどダイエットを選ぶ基準として、「勝手にやせる体になるもの」を挙げましたが、それはどのような体のことをいうのでしょうか。

具体的には、代謝、なかでも基礎代謝が高い体です。

人間は、食事や脂肪を変換して得たエネルギー（カロリー）を使って、歩いたり、走ったり、臓器を動かしたり、脳を働かしたり、すべての生命活動を行っています。

このエネルギーを使う人間の活動のことを代謝といいます。

エネルギーは代謝以上に食事で摂取すると、脂肪へと変わっていきます。

逆に代謝が摂取するエネルギーを超えれば、貯蔵してある脂肪がエネルギーとなりやせるのです。


そして、代謝のなかでも、最もエネルギーを使っているのが、走ったり飛んだり歩いたりといった運動（活動代謝）ではなく、体温を保ったり、息をしたり、心臓などの臓器を動かしたりといった、生命の維持に必要な活動で使う基礎代謝です。

代謝の約6割をしめるといわれ、この基礎代謝が高い体＝勝手にやせる体というわけです。

後ほど詳しく話しますが、この基礎代謝を下げる原因の1つがストレスです。

コロナ禍における運動不足もあると思いますが、なかなか解消できない人が少ない現状をみると、自粛生活をしいられたことや先の見えない不安、閉塞感、感染への恐怖が大きなストレスとなり、体がやせにくくなっていることが、コロナ太りが解消できない大きな理由と考えられるのです。

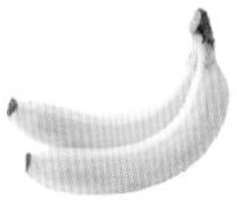

「勝手にやせる体づくり」に絶対必要な2つの要素

「ストレスがやせにくい体にする」と先ほど述べましたが、これはやせる体づくりに、自律神経が大きくかかわってくるからです。

結論からいいます。勝手にやせる体づくりには、「自律神経」「腸内環境」の2つを整えることが大切です。

まずは1つ目の要素である自律神経から説明していきましょう。

自律神経とは、中枢神経《ちゅうすうしんけい》と体のあらゆる器官をつないでいる末梢神経《まっしょうしんけい》の1つです。

内臓の働きや呼吸、血流、体温の調整など、体の機能を24時間コントロールしている体の司令塔のような役割を担っています。

例えば、重要な場面で鼓動がはやくなる経験をしたことはないでしょうか？

これは自律神経が働き、心拍数や呼吸数を上げることによって、酸素や栄養素を体全体に送らせてエネルギーを高め、戦闘状態にしているからなのです。

また、暑くなったら汗をかく。これも体内の温度が上がりすぎてオーバーヒートしないように、自律神経が汗腺を刺激して汗をかかせて、体温を適切にコントロールしているから起こります。

このように、自律神経が各器官に命令を与えることで、私たちは生命を維持しています。

自律神経には、体が活発に動いているときに優位になる「交感神経」と、リラックスしているときに優位になる「副交感神経」という2種類があります。

この2つの神経のどちらかが環境や状況に合わせて優位に働くことで、私たちが生きるために必要なあらゆる機能を適切にコントロールしています。

一般的には、日中の活動的な状況のときは交感神経が優位な状態になります。

一方で、副交感神経が優位になると、血管が拡張して、心臓の動きはゆるやかになり、血圧が低下して、体は休息モードになっていきます。

交感神経と副交感神経のそれぞれの役割！

交感神経と副交感神経は、健康に活動できるように、
それぞれの役割を担って働いています。
ここでは、それぞれが優位に働いたら体がどうなるのかを説明します。

交感神経

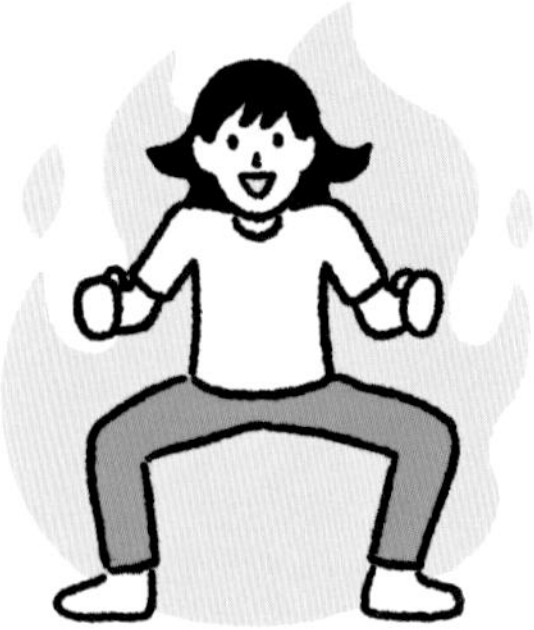

副交感神経

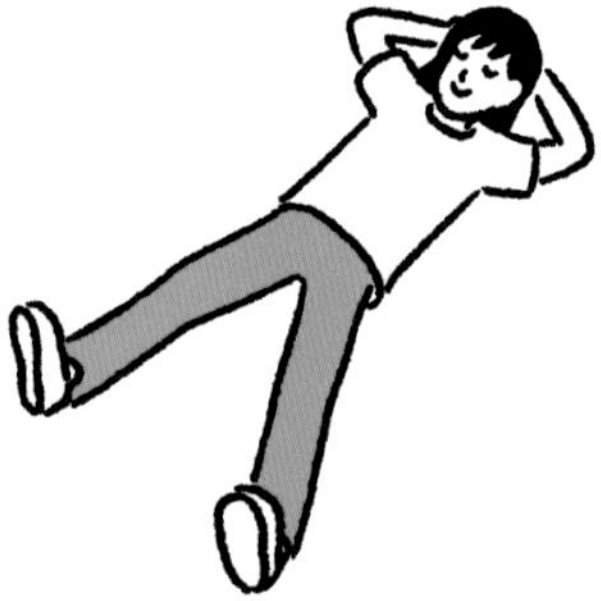

交感神経		副交感神経
活動的・興奮	気分	リラックス
速くなる	心拍	遅くなる
収縮する	末梢血管	拡張する
上昇	血圧	下降
速くなる	呼吸	遅くなる
緊張する	筋肉	ゆるむ
上がる	体温	下がる
抑制される	胃腸	活発になる

よく「副交感神経を高めましょう」という話が出るので、勘違いされやすいですが、この2つは、どちらかが優位な状態を保つことがいいということではありません。

仕事や作業などで活動的に動こうとするときには、交感神経が優位に活発に働かなくては、やる気も出ないし、集中もできません。

一方で、夜寝る前などの体を休めるときなどは、副交感神経が優位に働いていないと、体が十分に休めずに、不眠や慢性疲労といった症状を抱える原因となります。

つまり、2つの神経が必要なときに、必要な分だけ働くことが大切なのです。

よくいわれる、「自律神経が乱れた状態」というのは、2つの神経が必要なときに必要な分だけ働いていない状態です。

例えば、前述したように、ストレスは自律神経を乱す大きな原因となります。

なんらかのストレスを受けたとき、私たちの体はいつも通りの状態を保とうと活動します。

その1つが交感神経の活性化です。

ストレスを受けるとそれに対応するために交感神経が優位になり、しっかりと呼吸をして酸素を取り入れたり、全身へ血液が行き渡るように心拍を速くしたりします。

ストレスという非常事態を乗り切るために、体が戦闘態勢を整えるのです。

それは、体を守るためには必要なことなのですが、長く続いてしまうと、夜、副交感神経が活発になる必要があるのに、交感神経によってその働きが抑制され、うまく働かなくなり、体に不調が出ます。

さらにその不調をなんとかしようと自律神経が頑張ることで、自律神経がオーバーワークになってしまい、本来の働きが、どんどんできなくなってしまうのです。

例えば、胃腸の働きが抑制されて食べたものの消化が滞り、便秘になり、ぽっこりお腹になりやすくなります。

そしてなにより、血流が悪くなることで代謝が下がります。

代謝が下がると、先ほど説明したように、脂肪をためやすい、太りやすい体になってしまうというわけです。

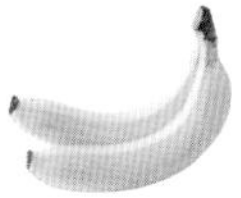

食べ過ぎなくても太る！恐怖の「モナリザ症候群」

「あまり食べないのに太った」「なかなかやせない」という人は、特にこの自律神経の乱れによる肥満を疑ってみてください。

この話は、意外と昔から指摘されており、「モナリザ症候群」といわれています。

モナリザ症候群とは簡単にいえば、自律神経の乱れによって交感神経の働きが衰えて代謝が悪化し、太りやすくなっている状態のことです。

肥満の人の約7割がこの「モナリザ症候群」ではないかといわれています。

ストレス以外にも、不眠などの生活習慣の乱れによっても自律神経の乱れは引き起こされます。

そして自律神経の乱れは、悪化するまで気がつきにくいもの。簡易的なものですが、ぜひ次のチェックリストで自律神経の状態を調べてみてください。

あなたは太りやすくなっていない？
自律神経チェック

このなかで、あなたが今の症状にあてはまるものにチェックをしてください。
1つでもチェックがつくと、自律神経が乱れている可能性があります。
また、チェックした数が多いほど自律神経の乱れが大きいと考えられ、
モナリザ症候群の危険性が高まります。

- □ すぐ疲れる
- □ やる気が出ない
- □ よく頭痛がある
- □ 気分が落ち込みがち
- □ 肩がこる
- □ イライラしやすくなる
- □ 腰痛がよく起きる
- □ 集中できない
- □ 便秘や下痢ぎみ
- □ 緊張しやすく、ストレスを受けやすい
- □ 肌があれる
- □ よく眠れない
- □ 手足が冷たい
- □ いくら寝ても疲れがとれない
- □ よく風邪やインフルエンザにかかる
- □ 目覚めが悪い

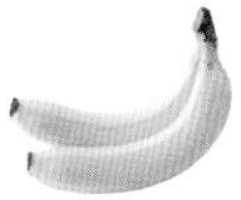

「ダイエットは腸活なしでは考えられない」と断言できる理由

ここからは、勝手にやせる体になる2つ目の要素である「腸内環境を整える」ことについて、説明していきます。

腸内環境を整えて腸本来の働きを取り戻す腸活は、ダイエットには欠かせません。

その理由は、2つあります。

1つは、腸と自律神経には密接な関係があるからです。

腸と脳とは、自律神経、内分泌系、免疫系の3つの経路を介して、互いに影響を及ぼしあう関係で、これを「腸脳相関」といいます。

ストレスで下痢気味になったり、緊張するとトイレに行きたくなったり、おなかが痛くなったりした経験はないでしょうか？

これは、ストレスによって自律神経が影響を受け、コントロール機能が乱れ、大腸の働きに異常をきたしたことによって起きる現象です。

腸の働きには、自律神経が大きくかかわっています。

「交感神経」が優位なときは、便を排出するための運動であるぜん動運動は停滞し、「副交感神経」が優位なときは、ぜん動運動は活発になるといわれています。

ぜん動運動がしっかり起こっていると、便などの腸内の不要なものが次々と押し出され、腸内環境にもいい影響がでます。

そのため、ストレスを受けて交感神経が優位な状況が続くと、便秘しやすくなるといわれています。

また、逆に腸内環境が悪くなると、脳が不安を感じ、自律神経が乱れやすくなるといわれています。

うつ病の人に便秘の人が多いのも、この腸脳相関の関係性からくるものといえるでしょう。

腸活がダイエットに欠かせない2つ目の理由が、腸の中にいるビフィズス菌などが「短鎖脂肪酸《たんさしぼうさん》」というやせる物質を産生してくれるからです。

ストレスを感じるとおなかの調子が悪くなるのはなぜ？

腸と脳は、密接につながっています。だからこそ、腸の乱れは、
自律神経の乱れ。自律神経が乱れて太りやすい体にならないように、
腸内環境をしっかりと整えることが大切になるのです。

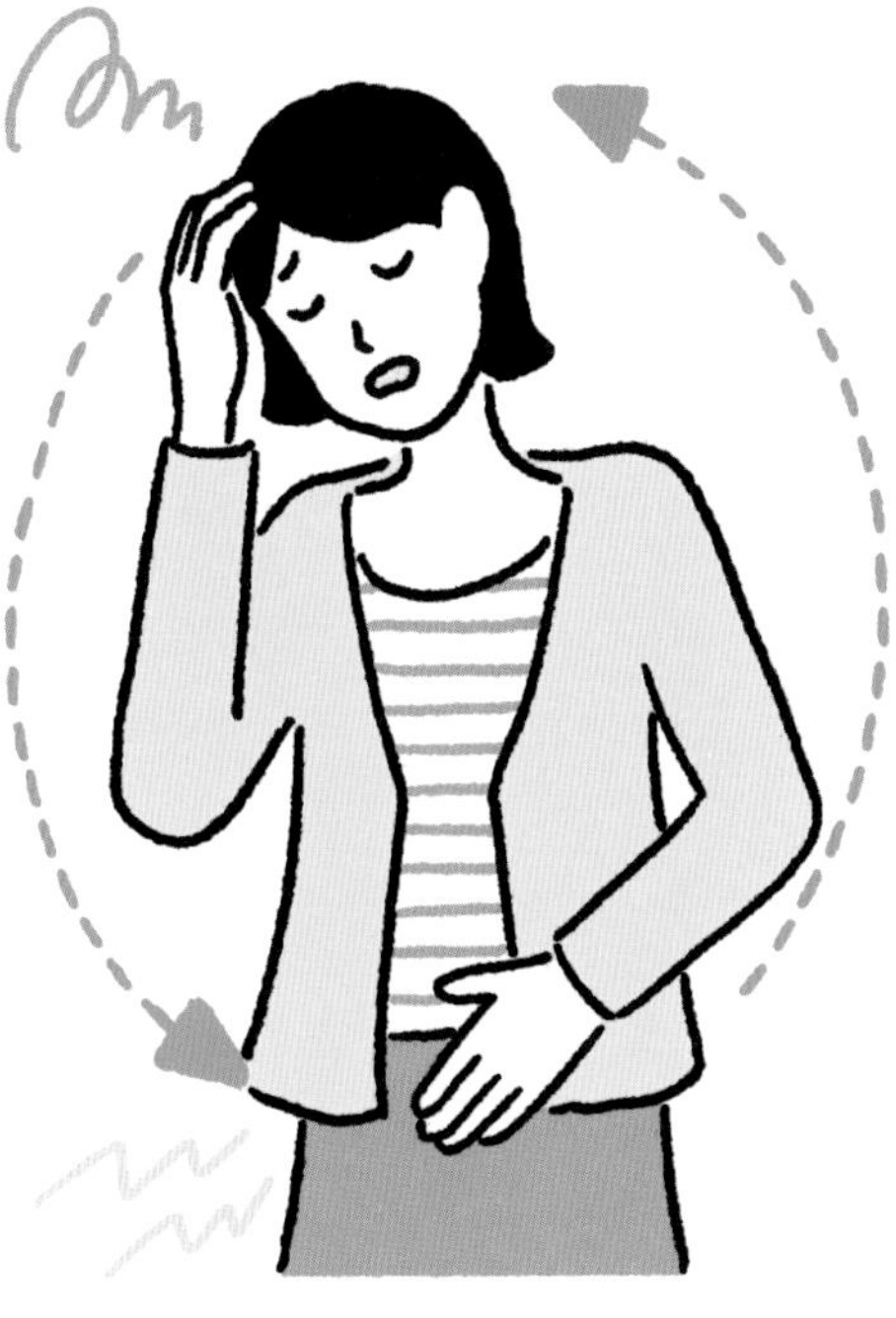

1. ストレスを感じる
2. 腸の動きが悪くなり、腹痛が起きたり
おなかの調子が悪くなったりする
3. 腸内環境が悪くなる
4. さらにストレスを感じやすくなり、
自律神経が乱れる

これは、ビフィズス菌などの善玉菌と呼ばれる腸内細菌が、食物繊維やオリゴ糖などをエサとして食べることで産生する、代謝産物の1つです。

「短鎖脂肪酸」にはいくつかの種類があり、どれもさまざまな健康効果から今注目されている物質です。

なかでもダイエットと結びつくのが「酢酸《さくさん》」と「酪酸《らくさん》」です。

「酢酸」は、脂肪細胞に余分なエネルギーが取り込まれるのを防いで、脂肪をたまりにくくしてくれます。

また、「酪酸」は、交感神経に働きかけて、心拍数や体温を上昇させ、代謝を高めてくれる効果があります。

この「短鎖脂肪酸」の恩恵をうけるには、善玉菌が元気でなくてはなりません。

そのためには、善玉菌が元気に活動できる環境を整える必要があります。

そして、その環境こそが腸内に便がたまっていない状況なのです。

つまり、代謝を下げる自律神経の乱れから身を守るためにも、やせる物質である「短鎖脂肪酸」を体内で多く産生するためにも、腸内環境をよくする腸活は、欠かせないものなのです。

善玉菌が
やせる体づくりに大貢献!

ビフィズス菌などの善玉菌は、「やせ菌」と呼ばれ、
やせるためには欠かせない存在といわれています。
なぜ、そう呼ばれているのか。それは、彼らの生み出す
「短鎖脂肪酸」が、2つのやせ効果があるとってもうれしい物質だからです!

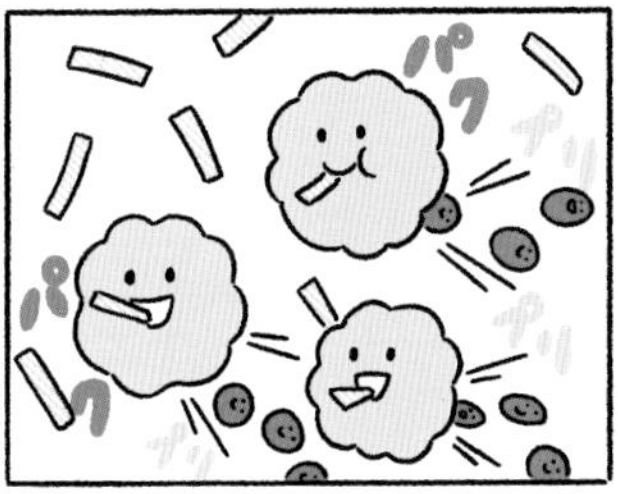

善玉菌から「短鎖脂肪酸」が生まれる

食物繊維やオリゴ糖などをエサにした善玉菌から「短鎖脂肪酸」が産生されます。

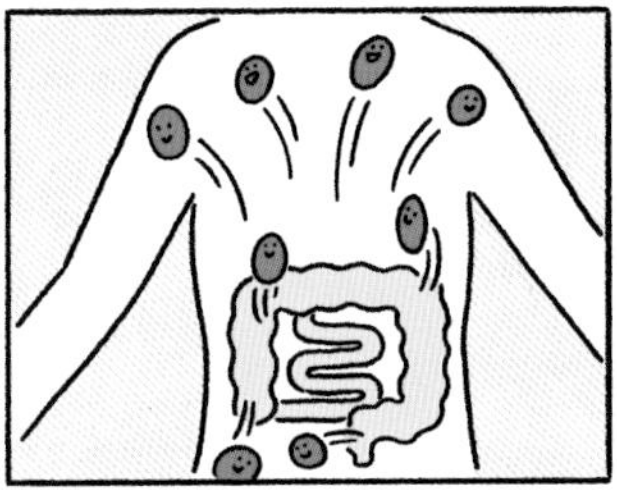

血流にのって全身へ

腸管で吸収され一部は血流にのって全身へと流れていきます。

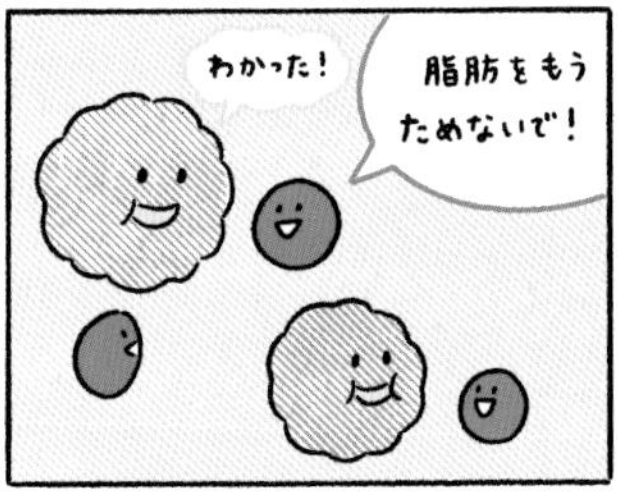

脂肪の蓄積を抑制

脂肪細胞に過剰なエネルギーが取り込まれるのをブロック!

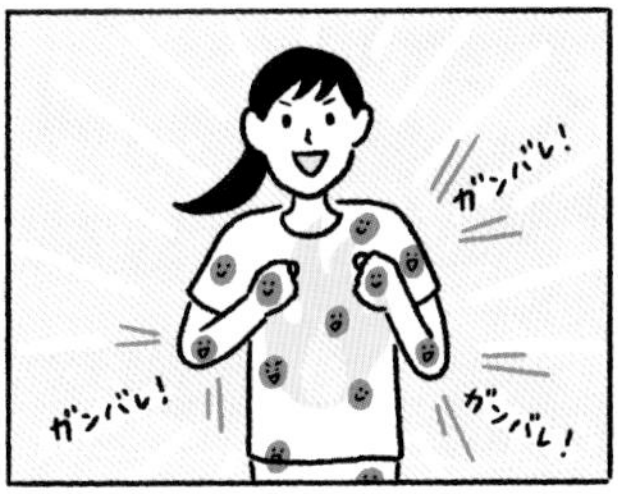

代謝がアップ

交感神経の活動が強まり、体温や心拍数が上昇することで、代謝がアップします。

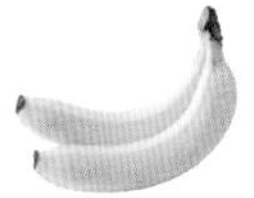

「トイレチェック」習慣で、腸の状態をチェック！

腸内環境のよし悪しが、やせる体づくりと密接にかかわっているとお話ししましたが、腸内環境のよし悪しは、なかなかわかりにくいものです。

ひどい便秘や下痢が続けば腸内環境が悪化しているかもと気がつくかもしれませんが、私のクリニックにくる患者さんも、気づかずに放っておいて、ひどくなってからようやく訪れる人がほとんどです。

大切なのは、ひどくなる前に早めに気づくことです。

そして、最も腸内環境のよし悪しが現れるのが便です。

そこでぜひ、トイレにいったとき、すぐ流してしまうのではなく、一度立ち止まって、次ページを参考に便の状態を見る「トイレチェック」を習慣化してみてください。

腸内環境の悪化に気がつくきっかけになるはずです。

トイレチェックでわかる自律神経、腸内環境の乱れ

**自律神経や腸内環境の乱れが、目に見える形でわかるのが便です。
貴重なチェック機会ですので、自分の便をひと目だけでも見て
チェックするようにしてください。**

腸内環境が乱れている!

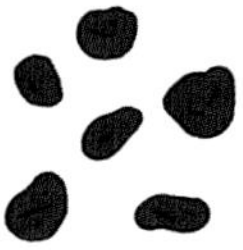

コロコロ

固くて黒いウサギのフンのようなコロコロとした便。腸内に残っている時間が非常に長く、腸内環境が乱れてしまっています……。

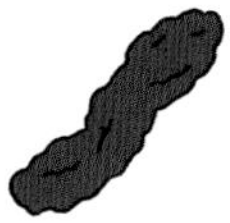

ガチガチ

コロコロの便になる前の便。表面にひび割れが入っていることがあります。ガチガチなのは、腸内に長いことどまっていて、水分が吸収されてしまっている証拠です。

腸内環境が整っています!

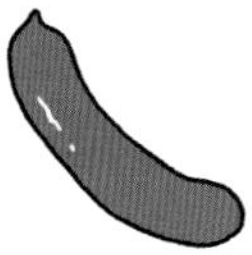

ながーい1本

いきまなくてもするっと出る1本の長い便で、臭くなく、軽く水に浮きます。このような便が出るときは、腸内環境がとてもいい状態です。

腸内環境が乱れています……

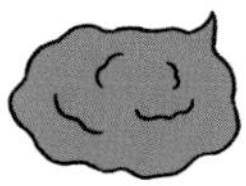

ふにゃふにゃ

形が崩れてふにゃふにゃだったり、ドロドロだったりする便。腸内にとどまっている時間が短すぎて、水分が吸収されず、出してもスッキリした感覚が味わえません。

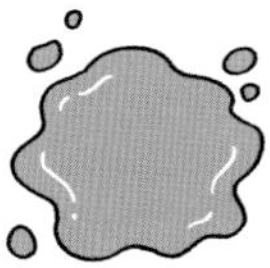

ビシャビシャ

水っぽく、固形物があまり含まれていない液状の便。腸で水分がほとんど吸収されていません。何度も続くときは腸炎や食中毒の可能性も!

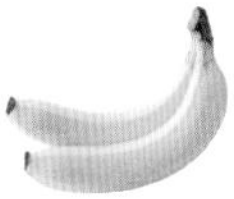

「朝食」をとらない人が背負う これだけの損失

「勝手にやせる体づくり」のために重要な2つの要素「自律神経」と「腸内環境」を整えるために、絶対に皆さんにやってもらいたいこと。それは朝食をとることです。朝食をとることは健康に欠かせないことなのですが、今、患者さんの話を聞いていると、朝食をとらない人が多いような気がします。

実際、今回の書籍をつくるにあたって、インターネットを使って、10代～60代の200人に、「1週間の間で朝食をどれくらいの頻度《ひんど》でとっているのか」を調査したところ、36・5％の人が、1日以上、とらないときがあるという結果が出ました。

さらに「今、なにか健康に不調を抱えていますか」と尋ねたところ、1日以上とらないときがある人の約77％が、なにかしらの不調を抱えていると答えました。

これは、毎日とっている人に比べて、約21ポイントも高い数値でした。

朝食をとらないときがある人はどのくらい？

インターネットで10代〜60代の200人に1週間の朝食事情についてアンケートをとった結果です！　グラフには掲載していませんが、週5日以上食べない人が12％もいました。

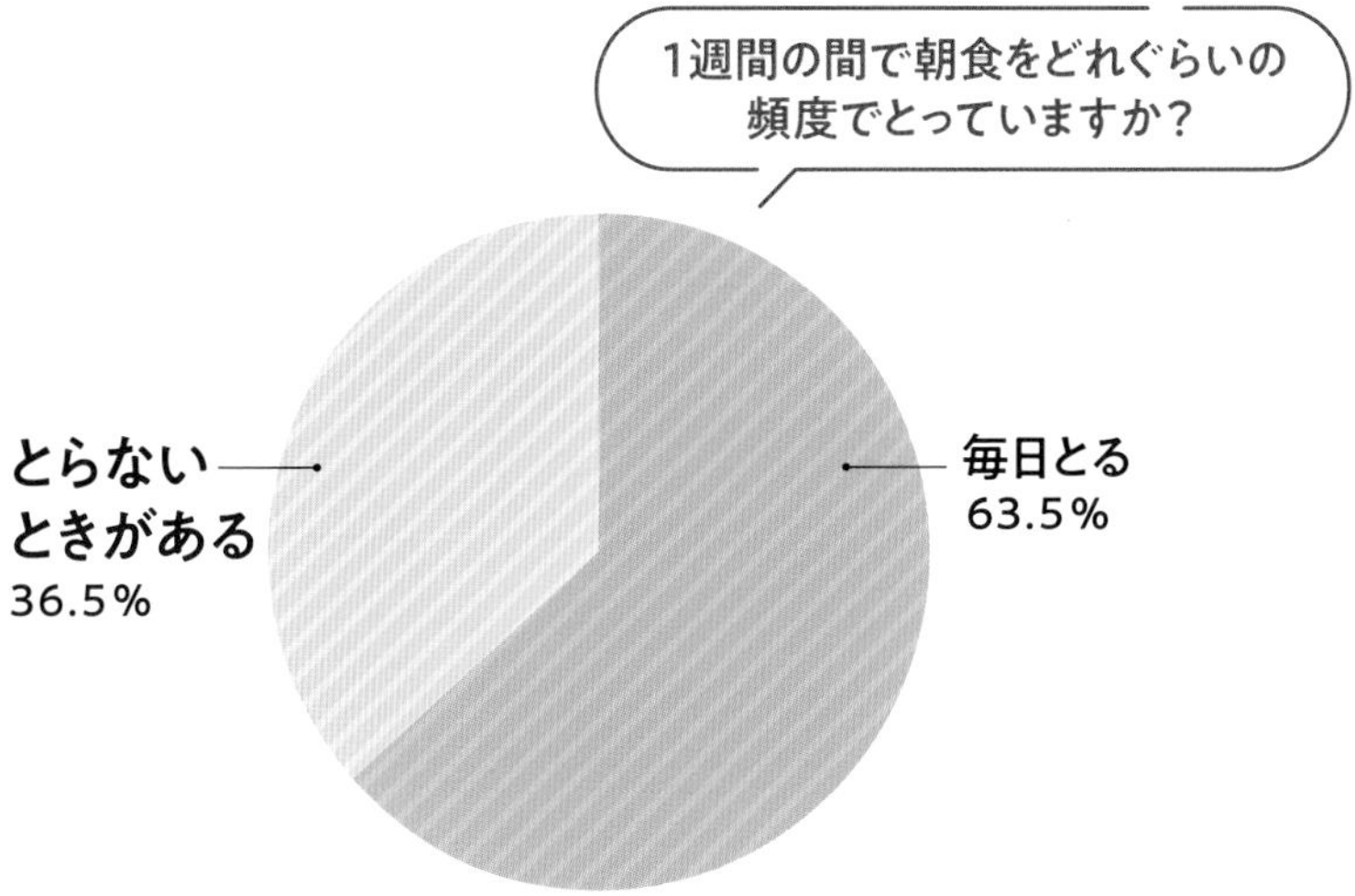
1週間の間で朝食をどれぐらいの頻度でとっていますか？
とらないときがある
36.5％
毎日とる
63.5％

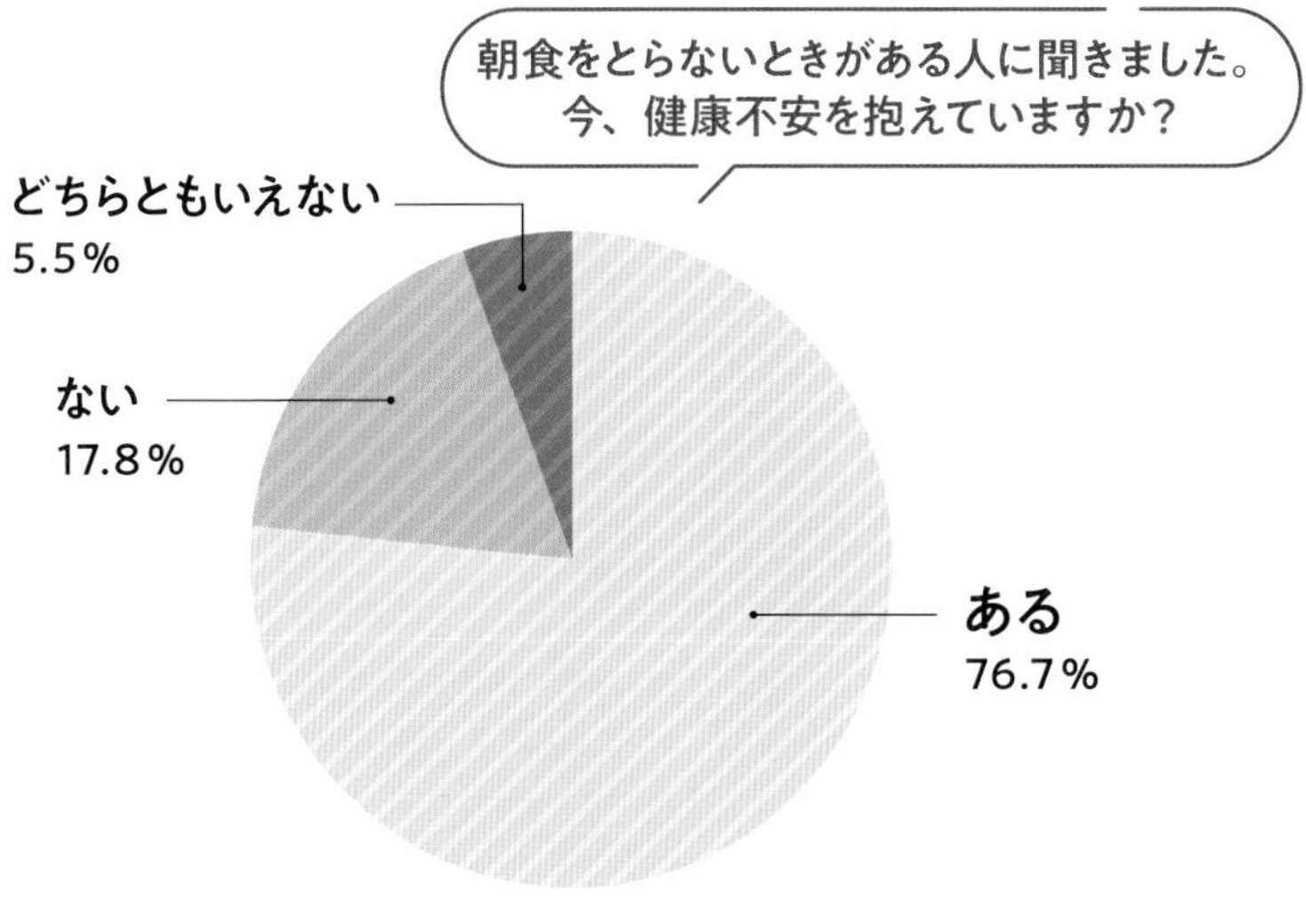
朝食をとらないときがある人に聞きました。今、健康不安を抱えていますか？
どちらともいえない
5.5％
ない
17.8％
ある
76.7％

「早起きは三文の徳」ということわざがあります。

朝早く起きれば、少しではあるがなにかしらの利益があるという意味の言葉ですが、早起きせずとも、朝起きて朝食をとれば、三文（今でいう90円ぐらい）どころではなく、非常に大きなメリットがあります。


朝は、自律神経が副交感神経から交感神経へと切り替わるタイミングです。

自律神経は、これまでお話ししてきたように、内臓の働きなど人間の生体にかかわる活動をコントロールしている神経で、腸のぜん動運動も自律神経によってコントロールされています。

起床すると、副交感神経から交感神経へと徐々に切り替わっていきますが、腸の働きは自律神経と関係しているために、この切り替えがうまくいかないと、腸もうまく働くことができません。

それをスムーズに移行させるポイントが、朝食です。

朝食をとることで、自律神経がおやすみモードから活動モードへとスイッチが切り替わり、体のリズムが整います。

さらに食べ物が胃に入ることで腸のぜん動運動も活発になり、自然な排便が促されるのです。

また、朝は体内時計を調整するチャンスでもあります。

人間の体には、1日の時間の流れに合わせて、新陳代謝やホルモン分泌などを行っていくために、「体内時計」の機能が備わっています。

例えば朝に目が覚めて、夜になると眠くなるのは、この機能がしっかりと働いているからです。

これがしっかり機能しないと、自律神経に乱れが生じ、腸の働きも停滞してしまうことになります。

しかし、体内時計は、ぴったり24時間ではなく、少しずれているので、朝に調整する必要があります。

この体内時計の調整をしてくれるのが、朝日を浴びることと朝食です。

自律神経が乱れてやせにくい体にならないためには、朝食は非常に大切だといえるでしょう。

また、体内時計を調整するという観点からいうと、毎日同じ時間に朝食をとることを心がけるとよいでしょう。

朝食をとることによるメリットは、自律神経や腸が整うことだけではありません。国立大学法人東海国立大学機構 名古屋大学大学院生命農学研究科の小田裕昭《おだひろあき》准教授らの研究グループが、2022年に「朝食欠食が、体重を増加させてメタボリックシンドロームへつながる可能性を大きくするだけでなく、筋肉を萎縮《いしゅく》させてロコモティブシンドロームやサルコペニアの危険性も増大させることを発見した」と発表しました。

ロコモティブシンドロームとは、筋肉や骨、関節などの障害によって立ったり歩いたりするための身体能力（移動機能）が低下した状態のことをさし、サルコペニアとは、主に加齢により、筋肉が衰えていく状態のことをいいます。

つまり、筋肉量を減らさないためにも、朝食はとったほうがいいのです。

ほかにも、朝食をとることで、次ページのような、さまざまなメリットを得られるといわれていますので、ぜひ皆さん朝食を抜かないように気をつけてください。

朝食をとるだけで、こんなにメリットが！！

朝食をとると得られるメリットを一部、紹介します。
これ以外にも、肌の調子がよくなるなど、さまざまな影響が考えられます。

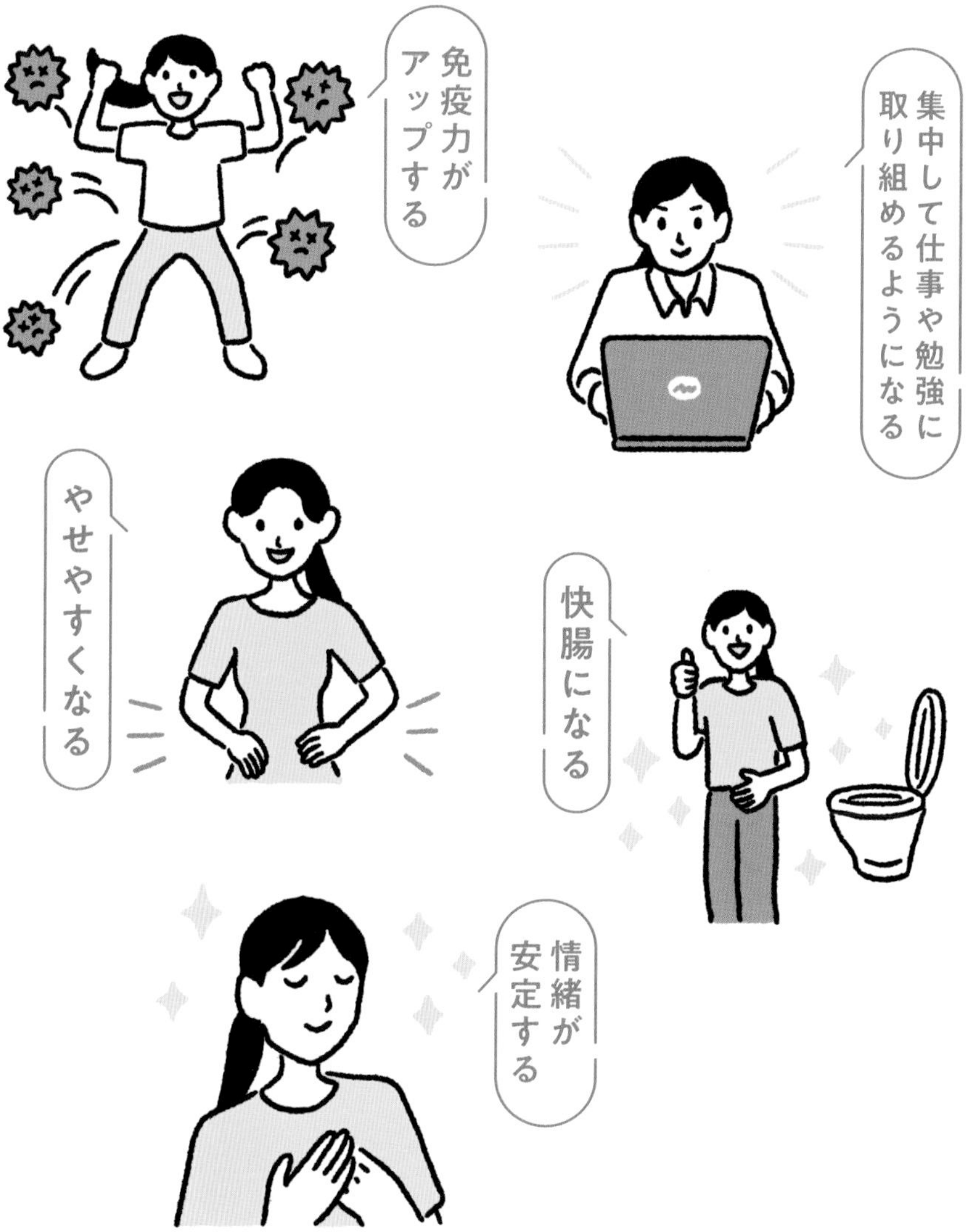
免疫力がアップする
集中して仕事や勉強に取り組めるようになる
やせやすくなる
快腸になる
情緒が安定する

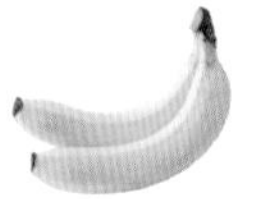

最高のダイエットチャンスを逃す人の残念な朝食

朝食をとりましょうといいましたが、朝食はダイエットチャンスでもあります。
ですが、チャンスにするには条件があります。
その条件をお伝えする前に、まずは、糖質をとるとなぜ太るのかというところから話をしていこうと思います。

白米やパンなどに含まれる糖質は体内で消化されてブドウ糖に変わり、血糖値を上げ、膵臓《すいぞう》から血糖値を下げるためにインスリンというホルモンが分泌されます。

このインスリンには血中の糖分を脂肪に変えて体にため込む働きがあります。

ここで問題になるのが血糖値の上がるスピードです。

血糖値が急上昇すればするほど、脳は「早く血糖値を下げなくては！」と判断し、より多くのインスリンを分泌します。

そうなると、本来ならエネルギーとして消費できたはずの糖分まで、余計に脂肪に変えて体にため込んでしまうのです。

さらにいえば、インスリンが大量に出て糖を処理したことにより、急上昇した血糖値は急降下します。

血糖値が急降下すると、今度は、脳が糖質を欲し、食欲が増進して空腹を感じやすくなり、過食を招くということです。

つまり、食後の血糖値の急上昇を防ぎ、血糖値をゆるやかに上げていくことがダイエットには大切なのです。

そこで知っておきたいのが「セカンドミール効果」という概念。トロント大学のジェンキンス博士が発表した、「最初にとった食事（ファーストミール）が、次の食事（セカンドミール）のあとの血糖値にも影響を及ぼす」というものです。

ファーストミールで血糖値の急上昇を招かなければ、セカンドミール後の血糖値上昇が抑えられる。つまり、朝の食事内容によって、1日の血糖値を安定させることができるということです。

ファーストミールとして最適なのが、つまり、朝食をダイエットチャンスにする条件が、糖質の上がり方がゆるやかなGI値の低い食品であることです。

GI値とはGlycemic Index（グリセミック・インデックス）の略で、その食品を食べた直後にどれだけ血糖値が上がるのかを、ブドウ糖を基準（＝100）として相対的な数値で表したものです。

朝食の定番であるパンや白米などはGI値が高いといわれています。

基本的に精製されていない色のついた炭水化物は、糖の消化吸収をゆるやかにしてくれる食物繊維を多く含むため、血糖値の急上昇が抑えられるといわれています。

お米なら白米よりも茶色の玄米、白い食パンより茶色のライ麦パンや全粒粉のパンのほうがGI値は低くなります。

大豆製品や野菜類（ただし、じゃがいもはGI値が高め）もGI値が低いといわれているものです。

また、基本的に砂糖を使っているものは、GI値が高くなると考えられるので、甘い菓子パンなどで朝食を済ませるのは、避けたほうがよいでしょう。

PART 2

バナナの「朝食化」をおすすめするこれだけの理由

ダイエットのためにも、健康のためにも、
これだけは守ってほしいことがあります。
それは朝食をとることです。
そして、朝食には、さまざまな面から
バナナが適しています。
バナナを朝食べる。こんな単純なことで、
さまざまなメリットがもたらされます。

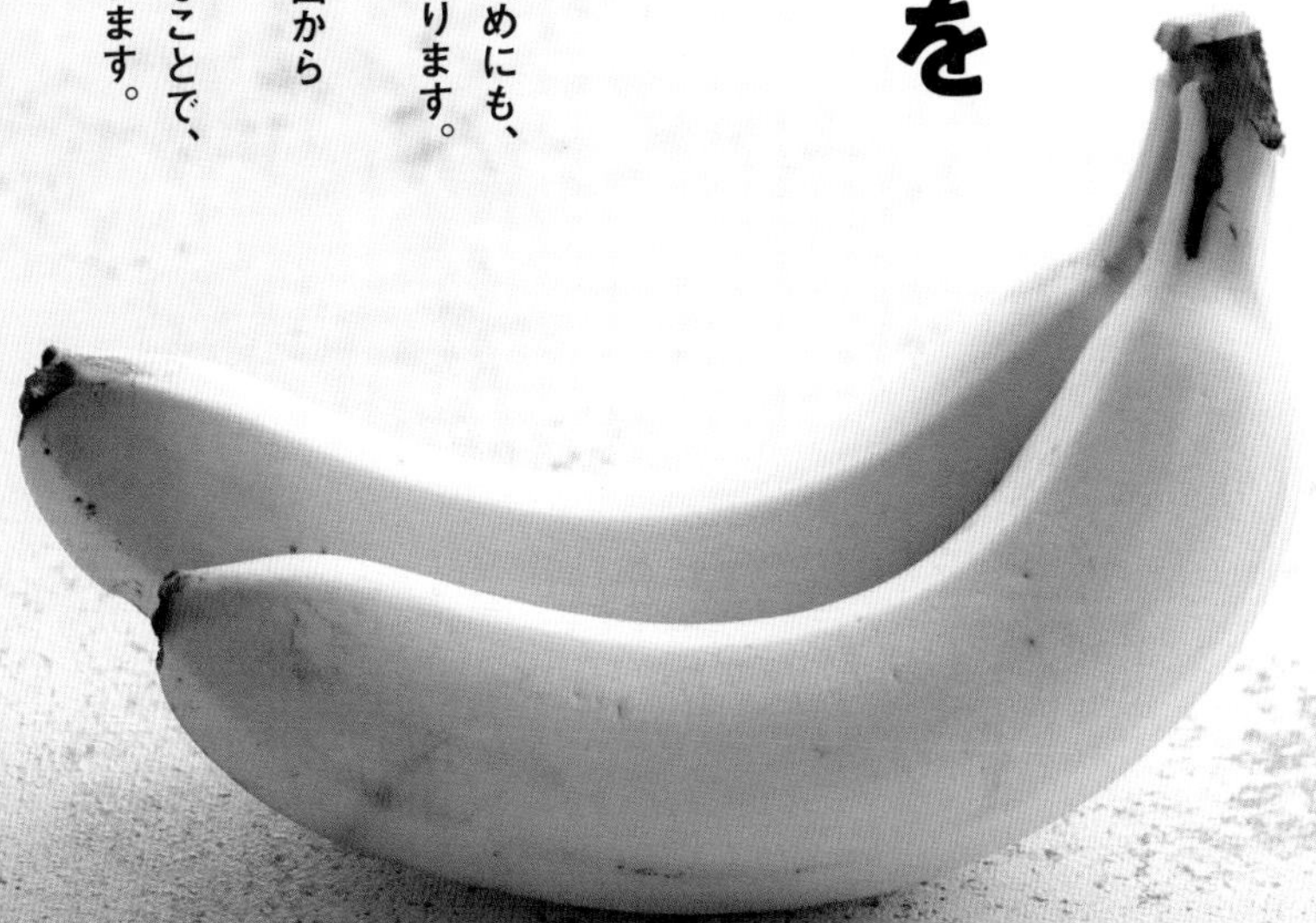

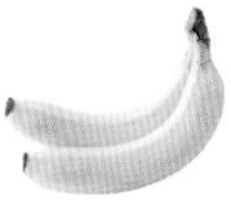

医師が教える「やせる朝食」3つの条件

PART1では、リバウンドしないためになにが必要なのか、勝手にやせる体になる条件、朝食の大切さなどを語ってきました。

では、結局どうすればよいのか。

それは次の3つの条件を満たしているものを朝食で食べることです。

- GI値がなるべく低いもの
- できるだけ簡単に用意できるもの
- 腸内環境が改善される成分が入っているもの

そして、今回タイトルにあるように「バナナ」を「朝食化」する。

すなわちバナナを朝に食べることをおすすめする理由は、この3つの条件をバナナが兼ね備えているからです。

まず、甘いので糖質が多く、血糖値が急激に上がりそうなイメージがありますが、バナナはGI値が低い食品です。

そして、2つ目の条件、できるだけ簡単に用意できるものという条件に、一番マッチするのが、バナナではないでしょうか。

リバウンドしないために必要な条件のところで、「お金、時間、手間がなるべくかからないもの」「あなたのライフスタイルを鑑みて週4日は忘れずにできそうなもの」の2つを挙げ、「継続」の大切さを話しましたが、特に朝食だと、ここが大切になります。

なにかと慌ただしい朝。ダイエットはもとより、1日の活力のためにも朝食が大切だとわかってはいても、欠かさずとるのはけっこう大変なものです。

ある調査の朝食をとらない人の理由を見ると、「面倒だから」54・2%、「時間がないから」50%が上位を占めていました。

そこで、バナナの出番です。

これまで何度かお話ししてきたように、バナナならカットも加熱も不要で、皮をむくだけでパパッと食べられます。

やわらかいので咀嚼《そしゃく》にも時間がかからず、短時間で食べ終えることができて後片付けにも手間がかかりません。

ちょっとお行儀は悪いですし、咀嚼回数が減ってしまうのでおすすめはしませんが、忙しいときはスマホや新聞をチェックしながらの「ながら食べ」も可能。面倒だから、時間がないからという問題は即解消できます。

また、持ち運びしやすく、家でどうしても食べる時間がないというときは、会社などに移動してからパクリと食べるということも可能です。

ちなみに、紹介した調査によると金銭的な理由で食べない人が20％ほどいました。

バナナは比較的安価で、腹持ちも抜群。その点においても、バナナはうってつけです。

条件の3つ目、腸内環境が改善される成分についてです。
腸内環境をよくする食品と聞いておそらく多くの人が思い浮かべるのが、ヨーグルトや納豆といった善玉菌を含む発酵食品ではないでしょうか。

新しい善玉菌を腸の中に取り入れて増やすという考えですが、腸内では腸内細菌たちがすんでいて、ともに助け合い共生しながらも、同時に激しい生存競争が日夜繰り広げられています。

たくさんの菌たちが幅をきかせているなかで、新参者の菌が生存するのは難しく、新しく摂取した善玉菌は、半日ぐらいしかとどまれないともいわれています。
そのため定期的に発酵食品を摂取して腸に送り込むことが大切になるのです。
同時に目を向けたいのが、なかなか新しい善玉菌が定着しにくいのであれば、腸の中にすでにすんでいる善玉菌を元気にして、増殖させていく方法です。

人間も職場の環境がよく、健康的な食事を続けていれば、パフォーマンスがあがると思いますが、善玉菌も同じです。

・腸を善玉菌が居心地のいい環境にする
・元気になる食べ物を与える

この2点が善玉菌を元気にするコツになります。

そして、これらを実現するために役立つのが食物繊維です。

食物繊維は一般的に、水に溶けるかどうかで、2種類に分けられます。

善玉菌が居心地のいい環境にするのが、水に溶けない「不溶性食物繊維」です。

善玉菌の居心地がいいのが、腸に便がたまっていない環境です。

不溶性食物繊維は、水分や老廃物などを吸着して、便のかさを増やして排出しやすくしたり、腸を刺激して、ぜん動運動を活発化し、排便を促したりといった性質をもっており「腸のおそうじ繊維」といえる存在です。

ちなみに、不溶性の食物繊維は、にんじんやごぼうといった根菜類、小麦、ライ麦といった穀類、ほうれん草、レタスといった葉物の野菜、大豆、枝豆などの豆類、きのこなどに含まれています。

そして、善玉菌を元気にするためのエサとなるのが、もう1つの水に溶ける「水溶性食物繊維」です。

先ほど説明した「短鎖脂肪酸」は、この水溶性食物繊維を善玉菌が食べることでも産生される、いうなれば「腸のお食事繊維」といった存在です。

また、便をやわらかくして出やすい状態にしてくれるという効果もあります。

水溶性植物繊維は、昆布やわかめといった海藻類、こんにゃく、里いもなど、ヌルヌル、ネバネバしたものや、ごぼうなどに多く含まれています。

この2つの繊維をバランスよくとることが腸内環境を整えるためには大切です。

ちなみに、食物繊維は、その摂取量が多いほど、死亡リスクが低くなる、うつ状態になりにくくなる、最近では、睡眠の質が低くなる原因といわれる歯ぎしりとの関係性が示唆《しさ》されるなど、いま注目されている食品成分です。

バナナには不溶性と水溶性、両方の食物繊維が含まれています。

また、水溶性食物繊維と同様に善玉菌のエサとなるフラクトオリゴ糖という物質も含まれています。

そしてなにより、「第3の食物繊維」、「ハイパー食物繊維」といわれる物質が多く入っているのです。

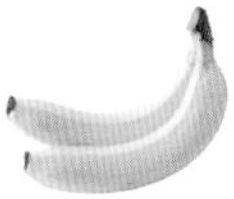

いま注目の「ハイパー食物繊維」、「レジスタントスターチ」とは

「第3の食物繊維」、「ハイパー食物繊維」の異名を持つ物質、それが「レジスタントスターチ」です。

「レジスタント」は難消化性、「スターチ」はデンプンのことで、簡単にいえば、小腸で分解されずそのまま大腸へ運ばれるデンプンのことを指します。

それは、デンプンでありながら食物繊維と同じ働き、いやそれ以上の働きが期待される、ダイエットの心強い味方となる成分なのです。

レジスタントスターチのどこが「ハイパー」なのか。

それは、先ほど説明した2種類の食物繊維の特徴を併せもっているところです。

水溶性食物繊維と同じように、エサとなり、善玉菌を元気にしてくれます。

さらに、不溶性の食物繊維の特徴である、腸の中の便をおそうじし、善玉菌の居心地のいい環境を作り出す役割も果たしてくれます。

つまり、レジスタントスターチはダブルのパワーで、腸内環境を整えてくれるというわけです。

水溶性、不溶性のバランスを意識せずとも、レジスタントスターチをとれば、両方の効果を得ることができます。

また、レジスタントスターチは、その名の通り消化が難しく、やっと消化されるのが大腸の最も奥です。

腸の奥にまで、届くということです。

腸の奥。ここに多くすんでいるのが、数ある善玉菌の中でも主役級であるビフィズス菌で、これがまた、レジスタントスターチが大好物。

待ち構えていたビフィズス菌によって分解されると、あのやせるために必要な「短鎖脂肪酸」が作られるのです。

しかも日本が長寿国である要因の1つが、ビフィズス菌をもつ人が多いことだといわれています。

その意味で、レジスタントスターチと日本人の腸は相性抜群ともいえます。

ダブルの整腸効果！
すごいぞレジスタントスターチ

レジスタントスターチがハイパー食物繊維と呼ばれる
ゆえんはここにあります！

不溶性食物繊維

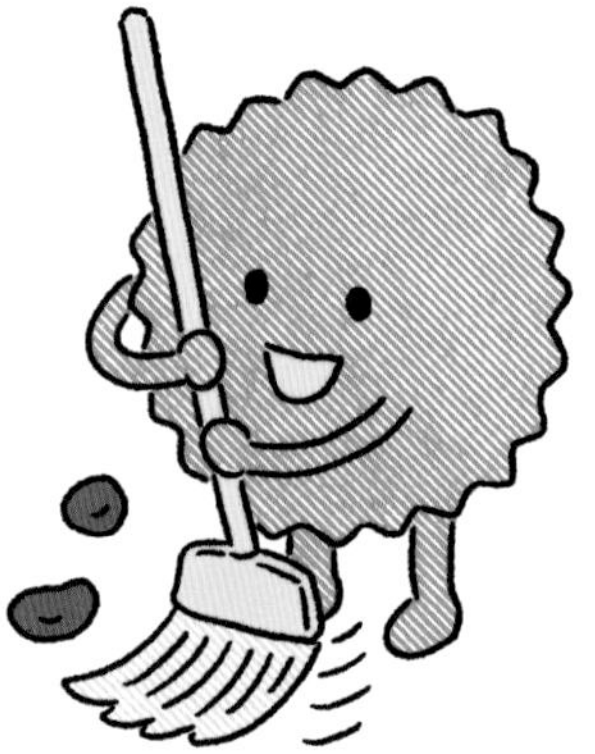

腸の便を排除し、善玉菌が住みやすい環境をつくってくれます。

水溶性食物繊維

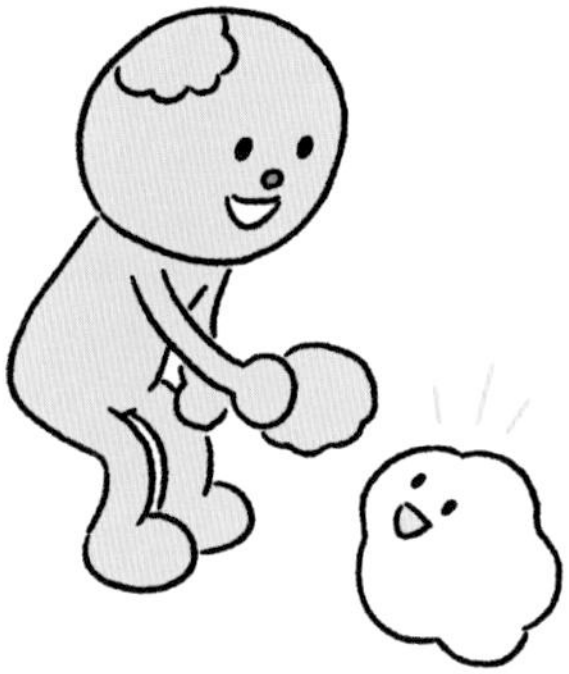

善玉菌のエサとなり善玉菌が元気に！　短鎖脂肪酸を産生するためにも必要です！

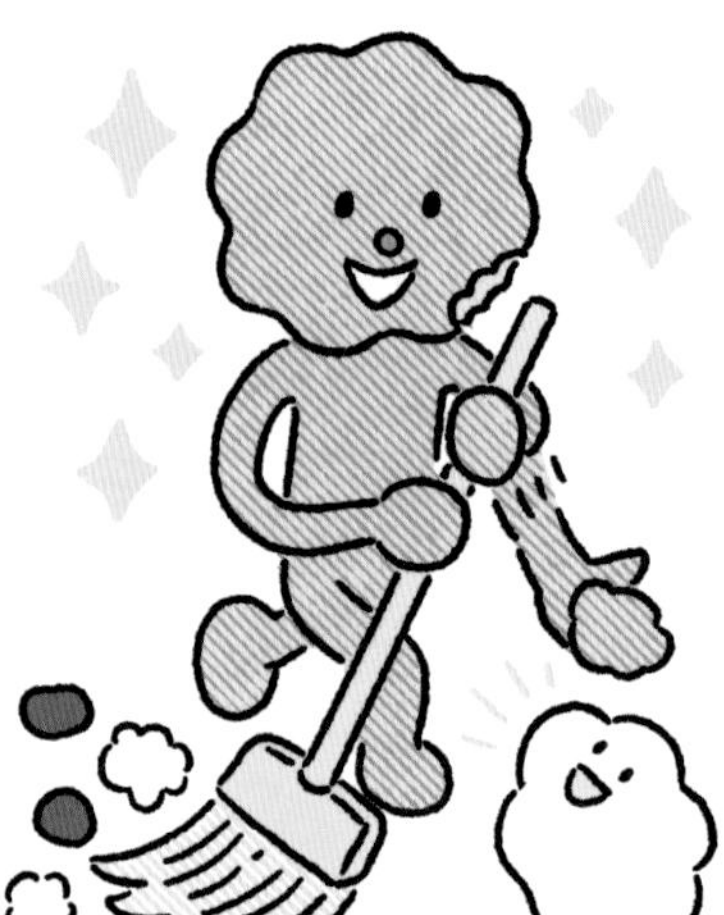

この2つの食物繊維の
両方の効果を持っている
それがハイパー食物繊維といわれる
レジスタントスターチです。

腸の中の便を排除し、善玉菌が住みやすい環境をつくり、なおかつ善玉菌のエサになります。

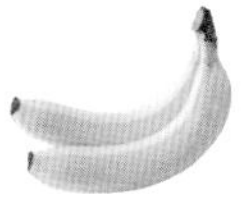

「最強の腸活成分」を最も「即効チャージ」できる

繰り返しになりますが「最強の腸活成分」といえるレジスタントスターチを多く含んでいるのがバナナです。

米や小麦といった穀類にも含まれるので、主食であるパンやご飯を食べても毎日とり入れられますが、その量はバナナのほうが多いといわれています。

ふかしてから冷ましたジャガイモには、バナナよりもレジスタントスターチを多く含むともいわれているので、ポテトサラダなどはおすすめですが、毎日ポテトサラダを作って食べるというのは、調理の手間がかかり、非現実的です。

バナナは皮をむくだけで、この「最強の腸活成分」を即効でチャージできる、とてもすぐれた食材だといえるでしょう。

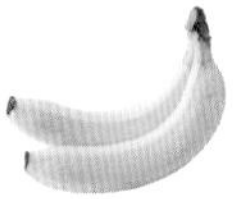

適当にバナナ選びをしている人が知らない真実

レジスタントスターチを簡単に補給できるバナナですが、選び方にコツがあります。ここでクイズです。

ダイエットに適したバナナはどれでしょう？

1

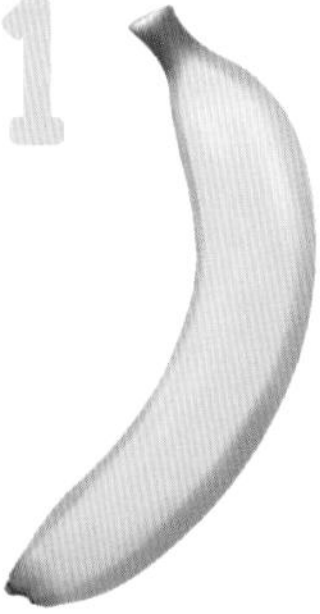

グリーンチップバナナ

茎と先端部分にまだ青み（緑色）が見られるバナナ

2

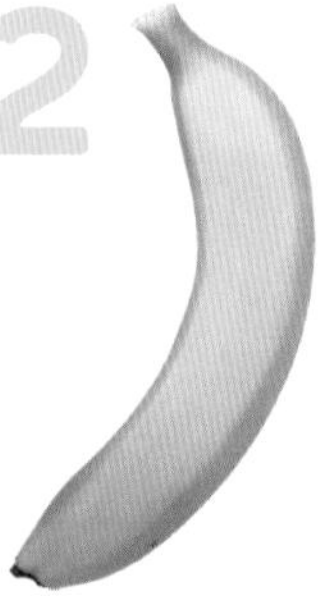

イエローバナナ

青みがなく全身が黄色のバナナ

3

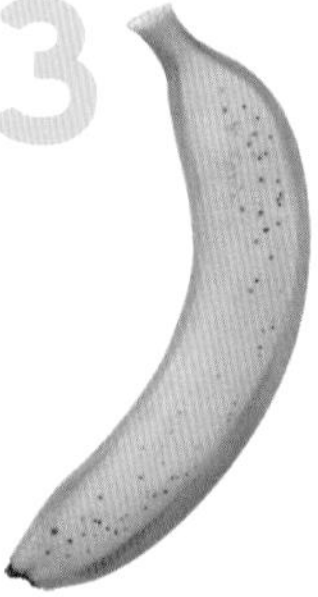

完熟バナナ

熟成がすすみ、茶色いシュガースポットが全体に現れているバナナひと口にバナナといっても、熟成度によって違いがあるのをご存じですか？
熱帯〜亜熱帯で栽培されるバナナは、日本で消費されるそのほとんどが輸入。日本には未成熟の「青バナナ」で届き、成熟するに従って黄色く変化していきます。ボディは黄色くなったものの上下の先端に緑が残っているのが「グリーンチップバナナ」、完全に黄色くなったものが「イエローバナナ」、そして、完熟して茶色いシュガースポットができたものが「完熟バナナ」です。

違いは見た目だけではなく、成熟するに従って果肉がやわらかくなっていきます。

そして、ここが重要です。

成熟していくうちに、バナナに含まれるデンプンが分解されて糖化していくので甘さを増していき、逆にレジスタントスターチの含有量は減っていくのです。

つまり、レジスタントスターチは腸活の鍵をにぎる栄養成分ですから、選ぶバナナによってダイエット効果に差がでてくるわけです。

ですから先ほどの「ダイエットに適したバナナはどれ？」のクイズの答え。

正解は1の「グリーンチップバナナ」です。

理由はもうわかりますよね。

3つのなかで一番レジスタントスターチの量が多いからです。

以前は圧倒的に「イエローバナナ」が主流でしたが、最近は「グリーンチップバナナ」もスーパーでもよく見かけるようになりました。

また、ほのかな酸味があり、甘みもさっぱりしているので、食べ続けやすかったり、料理などに加工がしやすかったりという、継続のしやすさといった観点の利点もあります。

ダイエットのためには、コンビニやスーパーなどで、できるだけ成熟がすすんでいない「グリーンチップバナナ」を選んでください。

とはいえ、「イエローバナナ」や「完熟バナナ」のいずれもレジスタントスターチの量は減りますが、完全になくなるわけではありません。

「グリーンチップバナナ」だけしか意味がないと神経質になって探し回ったり、成熟してしまったバナナを見て、がっかりしたりする必要はありません。

どんなバナナだとしても毎朝食べるということがなによりも重要です。

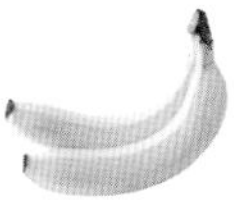

バナナの保存の仕方で、ダイエット効果が変わる!?

これまで、朝にバナナを食べることで、腸が元気になり、ダイエット効果を上げられるとお伝えしてきました。

それなら、バナナをまとめ買いして、早速はじめたい！　と思っているあなたに、ちょっとだけ注意。バナナは、あっという間に熟してしまいます。

先ほど紹介したように、グリーンチップの状態のバナナがレジスタントスターチの量も多く、ダイエットに適しているといえます。

しかし、せっかくグリーンチップの状態で買ってきても、そのまま置いておくと、翌日には黄色く熟してしまうことに、驚く人も多いでしょう。

では、できるだけ熟すのを遅らせて、栄養成分が変化しないようにするにはどうしたらいいでしょうか？

ダイエットに適した保存法

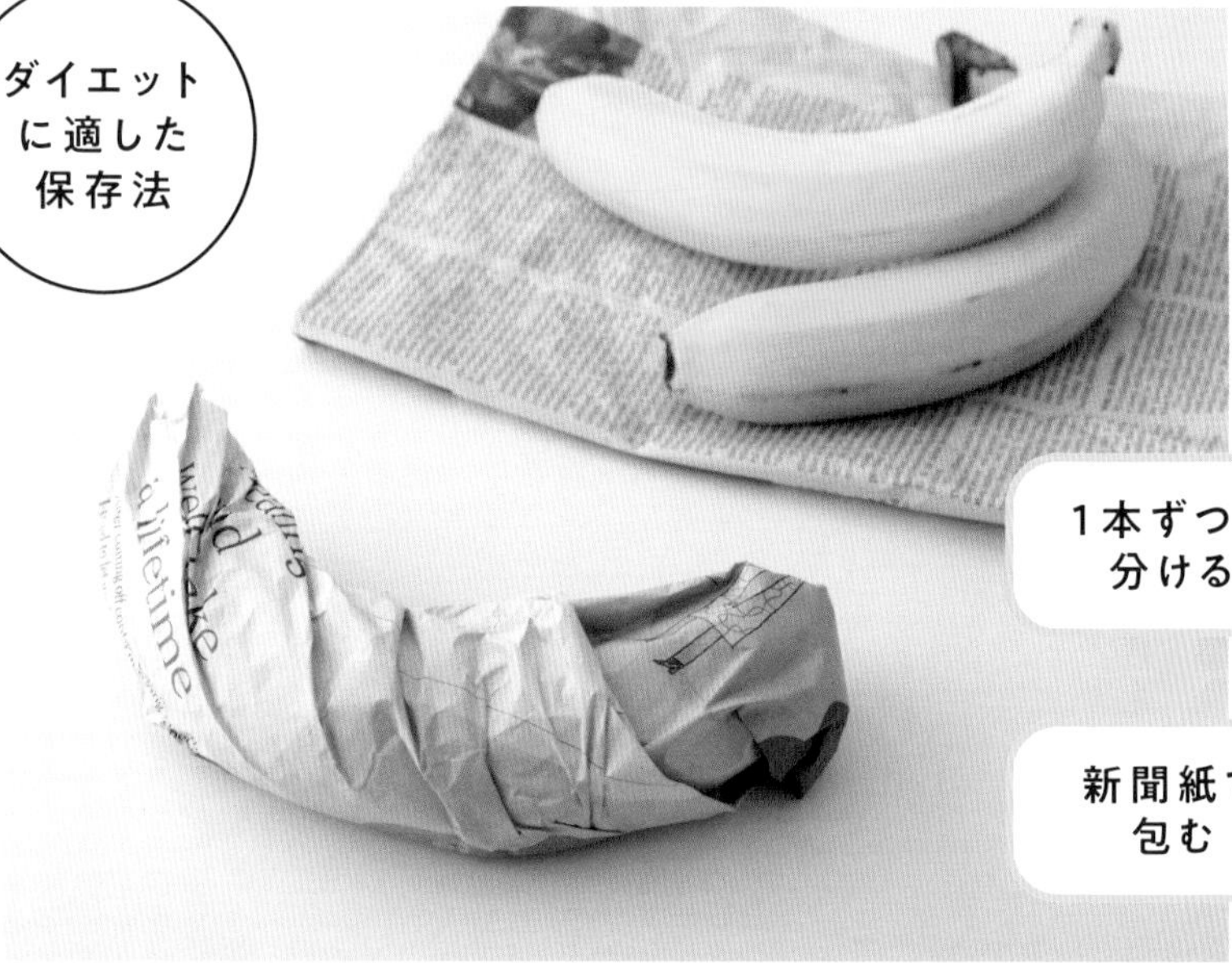

まず、購入時に入っていた袋からは、出すのが大前提。袋に入れたままだと、バナナ自体が発するエチレンガスが袋に充満し、より熟成が進んでしまいます。

袋から出したら、房《ふさ》から1本ずつに分けます。房のままで置くと、上にのったバナナの重みで下部分のバナナがつぶれて傷んでしまいます。

また、バナナは南国の果物なので、温かい温度の場所を好みます。

常温で置けばすぐに熟れてしまい、逆に冷えすぎると黒く変色してしまうという特徴があります。

そこで、1本ずつに分けたバナナは、新聞紙で1本ずつくるみ、冷蔵庫の野菜室で保存するのがベスト。野菜室は冷えすぎないように温度設定することも大切です。

PART 3

「モーニングバナナダイエット」のやり方

いよいよ、具体的な方法について紹介します。
朝にバナナを食べるという簡単なメソッドですが、
効果をぐっと上げようと思うと、
バナナの選び方や食べ方にちょっとしたコツがあります。
特に、より腸活ダイエット効果が高まる
「クラッシュバナナ」はおすすめなのでぜひ試してください。

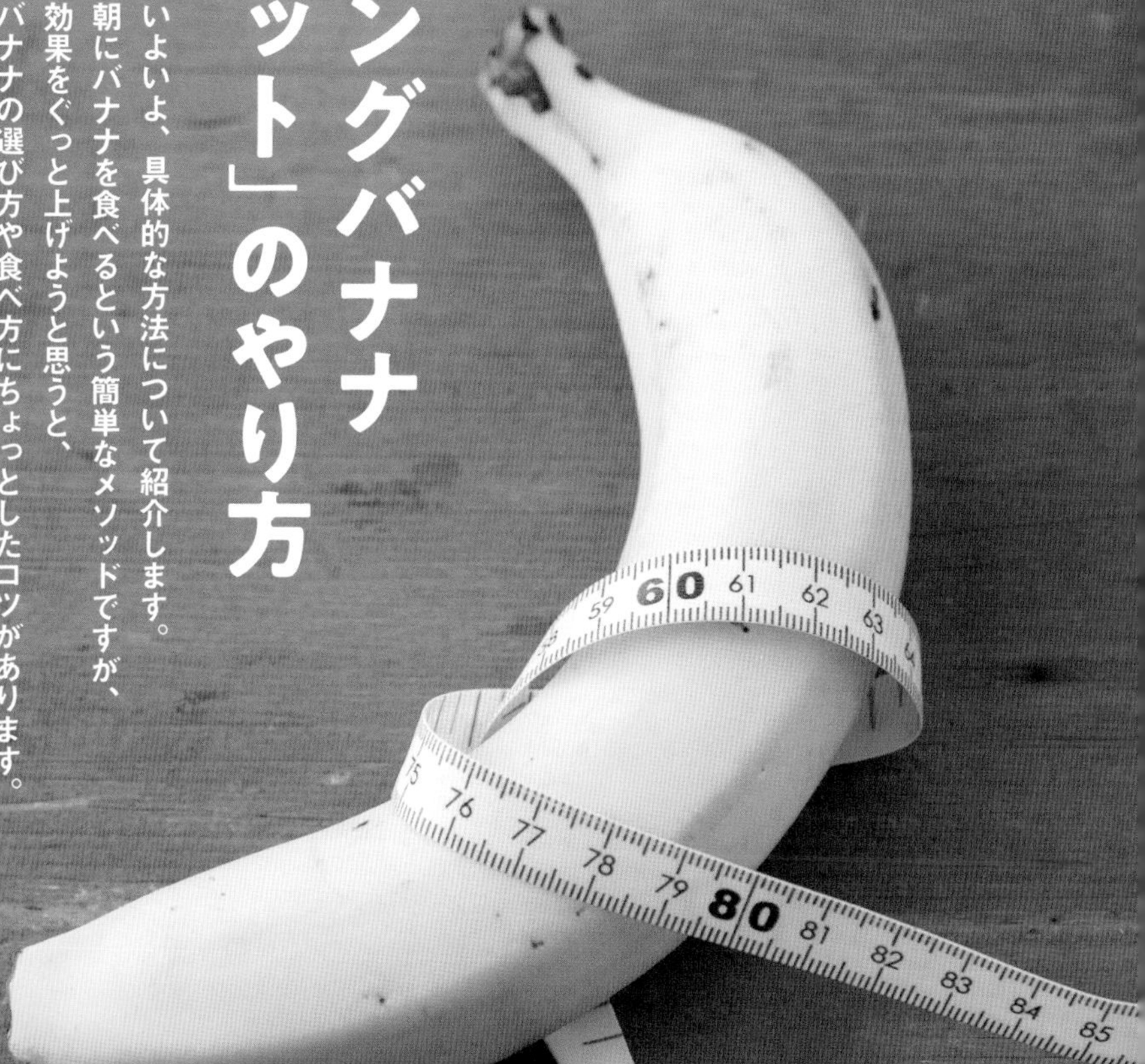

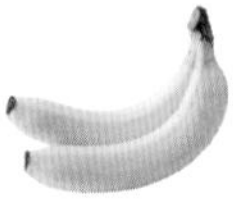

1日に2本のバナナをおすすめする理由

さて、ではいよいよ朝にバナナを食べて、自律神経と腸内環境を整え、勝手にやせる体を作るダイエット法。名付けて「モーニングバナナダイエット」のやり方を説明していきます。

重要なところは次の2点です。

- ・朝にバナナを1本以上食べること
- ・1日にバナナを2本食べること

朝にバナナを食べることのよさはこれまでにも述べてきましたが、もう1つ加えるのであれば、消化にいいので、目覚めたばかりの胃腸にやさしい食材であるという利点もあります。

これは、バナナに含まれるアミラーゼという消化酵素の働きによるものです。

「ちょっと体調がすぐれない」というような朝でも、バナナなら食べられる可能性が高まりますし、1日に2本食べても負担にならないと考えました。


次になぜ2本なのか。それは、1日2本が腸内環境の改善と自律神経を整えることに役立つことが期待できるからです。

2022年の1月に、順天堂大学漢方先端臨床医学研究室と小林メディカルクリニック東京の共同チームによる実証実験をしました。

その結果、バナナを1日2本、2週間食べ続けた成人男女13人のうち、過半数の7人について、腸内の悪玉菌が作り出した「インドール」と呼ばれる腐敗物質が減少し、腸内環境が改善するという効果が確認されました。

また、うれしいことに、自律神経が活性化する効果も見られました。

つまり、続けやすさと効果の面を鑑みて、朝には必ず1本以上食べる、バナナを1日2本食べるというメソッドになったのです。

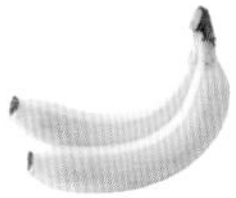

ライフスタイルで選べる3つの「モーニングバナナダイエット」

私は長年、ダイエットを含め、さまざまな健康法を提案してきました。

そこで気がついたことがあります。

それは、ライフスタイルやその人の性格によって、いくつかやり方を示したほうがいいのではないかということです。

多少きつくても1日に1回やるのが性に合っているという人もいれば、何回かにわけたほうが性に合っているという人もいます。

夜はくたくたに疲れているから、健康法を試すのを忘れてしまうという人もいれば、そうでもない人もいます。

また、いくつかやり方を示したほうが、もし忘れたとしても、リカバリーができる可能性があります。

そこで、今回の「モーニングバナナダイエット」には、1つだけではなく、3つのやり方を用意しました。

1つ目は、朝に2本食べる方法です。

朝に、「1日2本」を一気にすませてしまおうというわけです。

なにも加工をせずに、そのまま2本を食べてもよいですが、おすすめはあとで紹介する「クラッシュバナナ」です。

「クラッシュバナナ」は、バナナ2本を使った、簡単に作れる朝食の素です。

詳しい作り方などは、PART4で説明しますが、ほかの腸活ダイエットに役立つ食材を加えており、そのまま食べるよりも高い効果が期待できます。

2つ目は、朝に1本食べ、間食で1本食べる方法です。

まず、朝食をとる前にバナナを食べます。

その後、ごはんやパンなどの炭水化物をいつもより減らした朝食をとってください。減らす量は、最初は半分ぐらいからはじめ、慣れてから徐々に減らしていくのがよいでしょう。

サラダなどの野菜を食事の最初に食べる「ベジファースト」という言葉を聞いたことがある人もいるかもしれませんが、そのバナナ版「バナナファースト」です。

バナナは食べ応えがあり、満腹感を得やすく、適度な甘みで満足度も高くなるため、さほど無理なく炭水化物の量が減らせます。

そして、バナナには食物繊維が含まれているので、先に摂取することで、食後血糖値の急上昇を防ぐ効果が期待できます。

満腹感を覚えるまで、おおよそ20～30分かかりますし、食後血糖値の急上昇を防ぐ効果も、同じぐらい時間を空けることが最も効果があるといわれています。

そのため、食事の直前でも構いませんが、可能であるならば、朝起きてからバナナを1本食べて、その後食事などの朝の準備をするなどして20～30分経ってから朝食をとる「お目覚めバナナ」がおすすめです。

郵便はがき

105-0003

切手を
お貼りください

（受取人）

東京都港区西新橋2-23-1
3東洋海事ビル
(株)アスコム

お医者さんがすすめるバナナの
「朝食化」ダイエット
超シンプルな腸活健康法

読者　係

本書をお買いあげ頂き、誠にありがとうございました。お手数ですが、今後の出版の参考のため各項目にご記入のうえ、弊社までご返送ください。

お名前	男・女	才
ご住所　〒		
Tel	E-mail	
この本の満足度は何％ですか？		％
今後、著者や新刊に関する情報、新企画へのアンケート、セミナーのご案内などを郵送またはeメールにて送付させていただいてもよろしいでしょうか？　□はい　□いいえ		

返送いただいた方の中から**抽選で3名**の方に
図書カード3000円分をプレゼントさせていただきます。

当選の発表はプレゼント商品の発送をもって代えさせていただきます。

※ご記入いただいた個人情報はプレゼントの発送以外に利用することはありません。

※本書へのご意見・ご感想およびその要旨に関しては、本書の広告などに文面を掲載させていただく場合がございます。

●本書へのご意見・ご感想をお聞かせください。

ご協力ありがとうございました。

また、朝忙しいという人は、バナナだけの朝食でも構いませんが、お腹が減って昼食をバカ食いというのは避けてください。

お腹がすいたら2本目のバナナを食べるというのもよいでしょう。間食でとる1本は特に決まりはないですが、食事をしてすぐは血糖値の急上昇のきっかけとなる危険性があるので、避けたほうがよいでしょう。食後2時間ぐらいは空けるように心がけてください。

3つ目は、朝食に1本＋昼、もしくは夕食にバナナを1本ずつ食べる方法です。

こちらはすべて、「バナナファースト」を心がけてください。

それぞれの食事を作る前、昼は働いていて外食をすることが多いという人は、外食先に向かう前にデスクでぱくっと食べるなど、食事との間に時間を空ける工夫をするとより効果的だといえるでしょう。

以上の3つの方法を、その日ごとに変えてもいいですし、ずっと同じ方法を繰り返してもOK。ライフスタイル、性格に合わせて選んでみてください。

モーニングバナナダイエット3つのやり方

モーニングバナナダイエットの決まりごとは、バナナを1日2本食べる、朝に1本以上食べるだけ。自分のライフスタイルや性格に合わせて、一番無理なくできるものを選びましょう！

1 朝に2本食べてしまう

朝に、バナナ2本をそのまま食べるか、
おすすめのクラッシュバナナを食べましょう。

朝

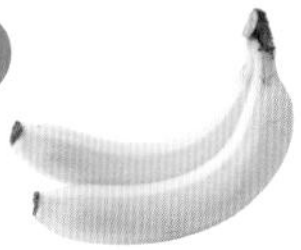

バナナ2本

もしくは

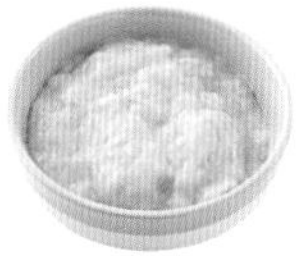

クラッシュバナナ

2 朝に1本＋間食に1本

朝に1本食べるときは、食事の前に食べるバナナファーストが◎。
またごはんやパンは半分以上減らしましょう。
間食はいつでもいいのですが、午後2時〜3時の間がおすすめです。

朝

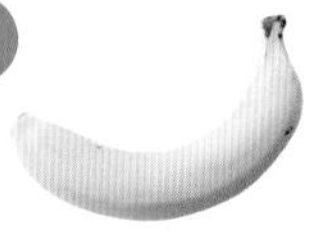

バナナ1本

＋

間食

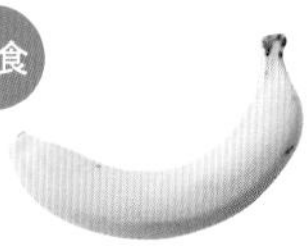

バナナ1本

3 朝に1本、昼もしくは夜に1本

朝に1本、昼か夜に1本。
いずれも、バナナファーストで食べましょう！

朝

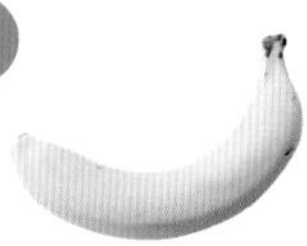

バナナ1本

＋

昼 もしくは 夜

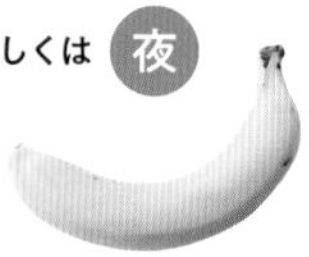

バナナ1本

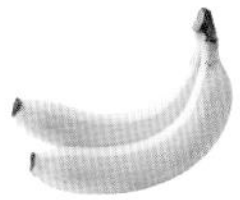

最高のやせ朝食「クラッシュバナナ」という提案

「モーニングバナナダイエット」のなかで、朝に2本といいましたが、一度にバナナを2本というと、少し量が多いように感じる人も少なくないでしょう。

そんな方のために今回考案したのが「クラッシュバナナ」です。

バナナは潰してまとめてみると、握りこぶし大ぐらいの量になります。

そこに、白みそとレモン汁を加えたものが「クラッシュバナナ」です。

白みそにはヨーグルトと同じくらいの乳酸菌が含まれているため、腸内環境を整える効果がありますし、ストレスを軽減してくれるGABAも豊富なので自律神経を整える効果も期待できます。

レモン汁にも、代謝アップが期待できるクエン酸が入っており、「クラッシュバナナ」にすることで、より高い腸活ダイエット効果が期待できます。

これがおすすめ
クラッシュバナナ!!

バナナ2本もらくらく食べられちゃう、クラッシュバナナ。
白みそとレモン汁を混ぜることで腸活効果、ダイエット効果もUPします。

バナナ2本

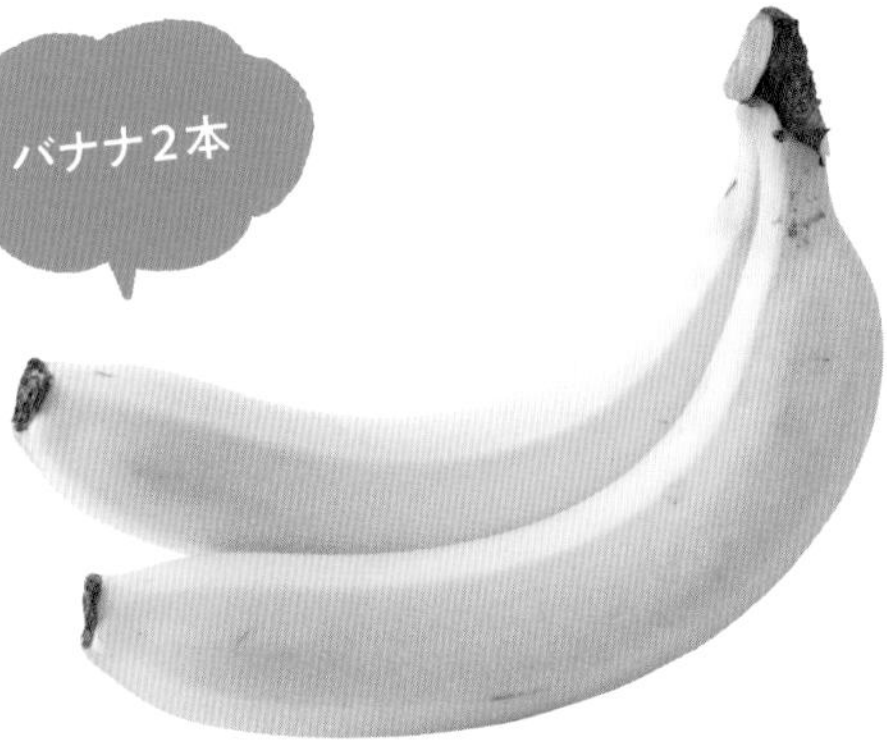

クラッシュバナナ

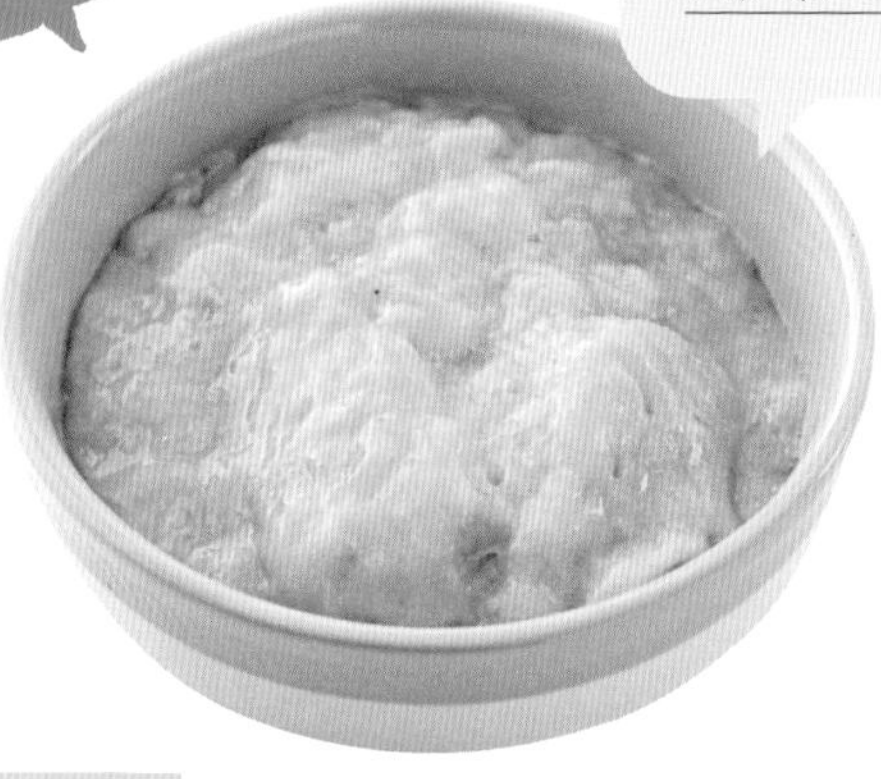

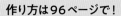

クラッシュバナナの成分

エネルギー	220.5㎉
タンパク質	3.7g
食物繊維	3.04g
カリウム	786㎎
ビタミンB1	0.06㎎

作り方は96ページで!

「モーニングバナナダイエット」3週間試してもらいました！

**「モーニングバナナダイエット」の3つの方法を、
それぞれが自分にできそうなもので試してもらいました。
ここでは、その結果の一部をご紹介します。**

※モニターの方々には、暴飲暴食を避け、普段通りの食事を心がけるようお願いしました。おなか周りは、へその高さで測った腰回りの数値です。また、個人情報保護の観点から、名前はすべて仮名にしています。

食欲が抑えられ冷え性などのプチ不調も改善！

AFTER　　BEFORE

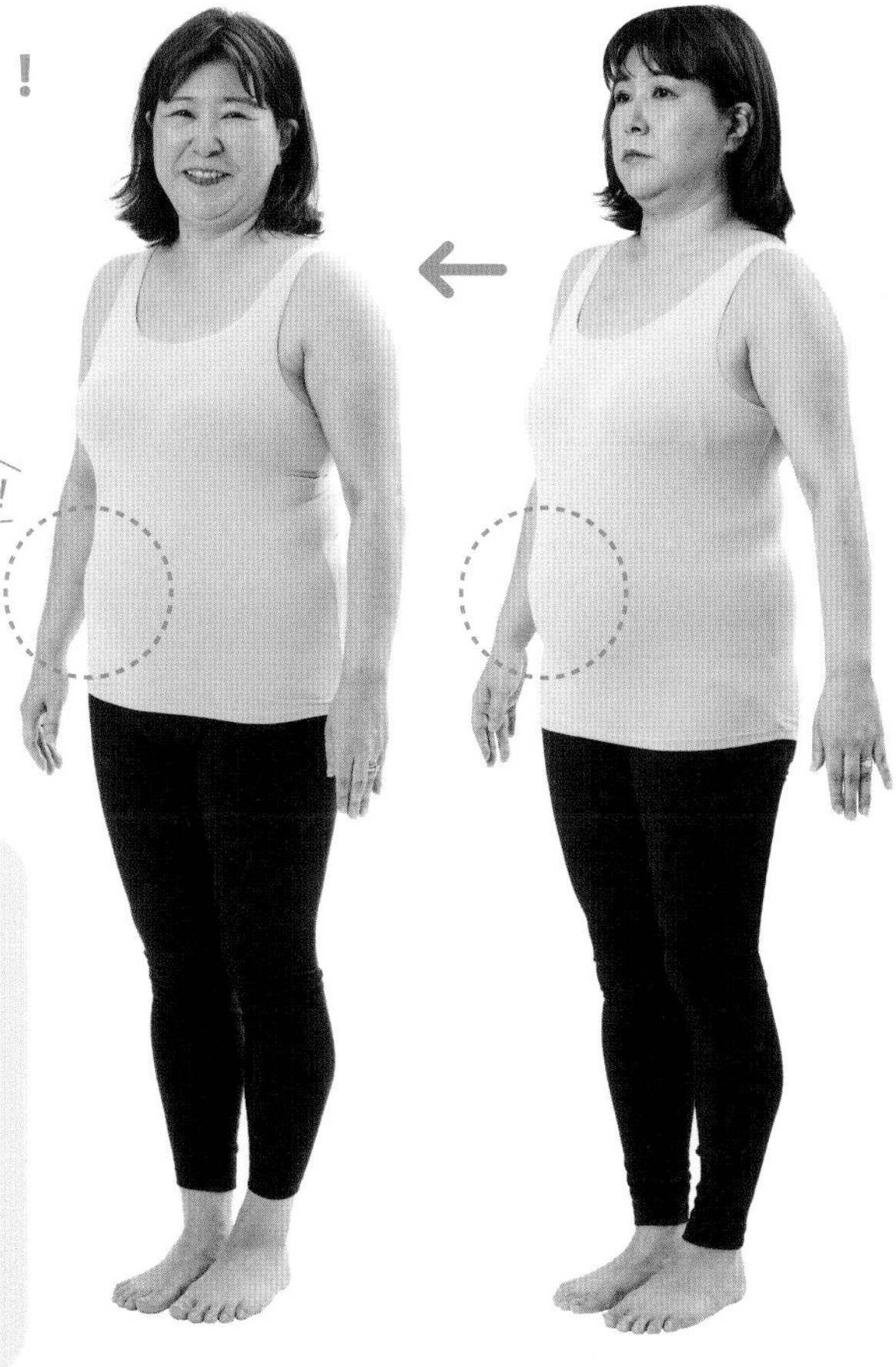

山田桜さん（40代女性）

体重

（67.5kg→65.3kg）

2.2kg減

スッキリ!!

おなか周り

（104.6cm→95.6cm）

9.0cm減

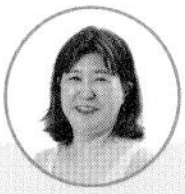

今まではつい間食にお菓子を食べすぎるクセがありました。ところがバナナを食べるようになってから食べたい衝動や変な食欲がわかなくなり、食べ過ぎることがなくなりました。また、冷え性が改善したり、生理前の頭痛が今回は軽かったなど、体調がよくなったのもうれしかったです。

田中りんさん（30代女性）

体重

（58.6kg→56.5kg）

2.1kg減

おなか周り

（99.0cm→94.0cm）

5.0cm減

頑固な便秘が2日で解消！ おなかの内側からスッキリ

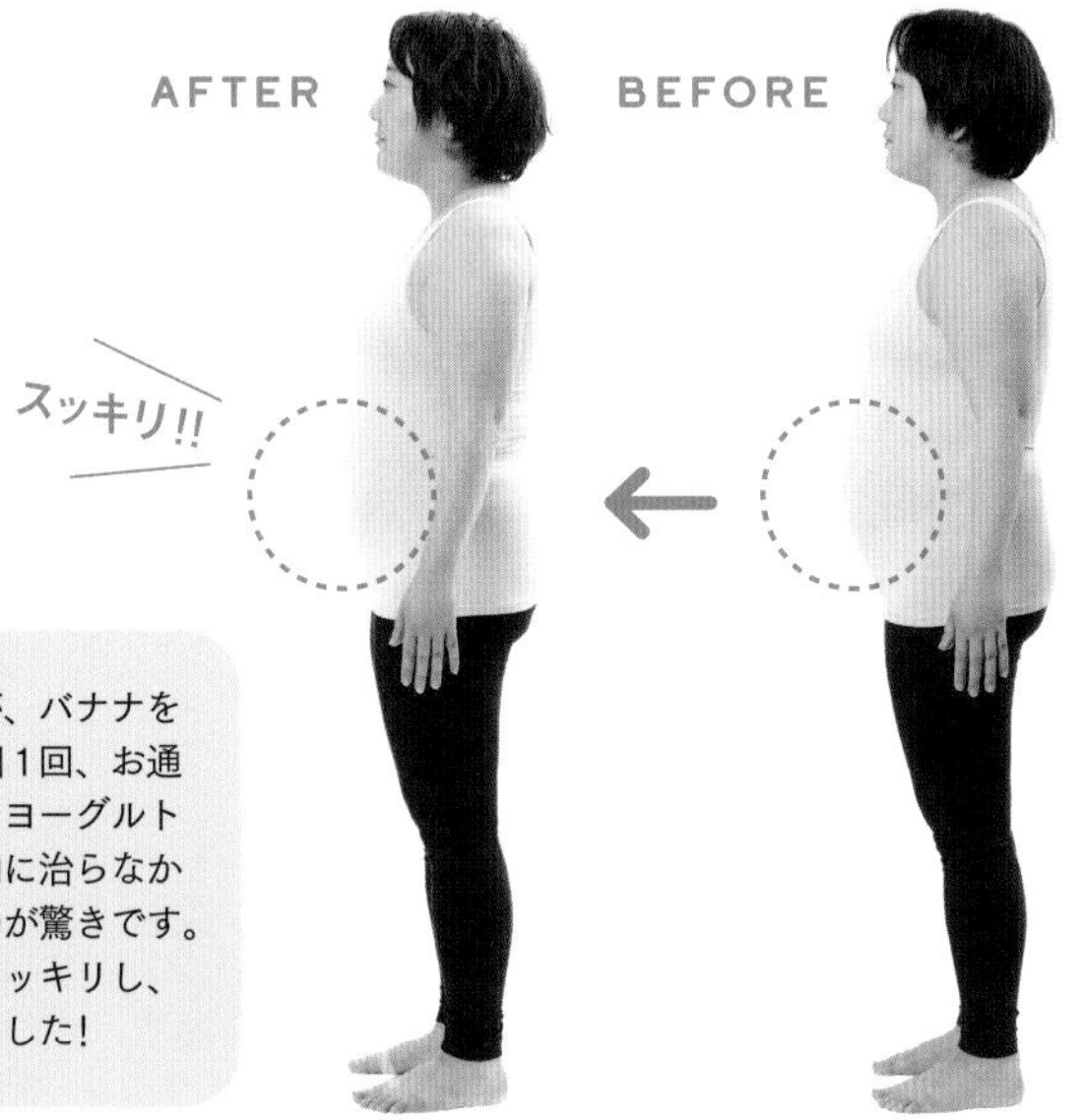

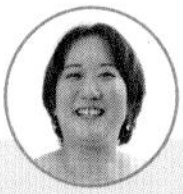

もともと便秘ぎみだったのが、バナナを食べはじめて2、3日で、1日1回、お通じがくるようになりました。ヨーグルトなどを食べて気遣っても一向に治らなかったのに、すぐに変化したのが驚きです。そのせいか、おなか周りがスッキリし、デニムが履けるようになりました!

遥かなさん（60代女性）

体重

（45.8kg→44.6kg）

1.2kg減

おなか周り

（74.8cm→70.0cm）

4.8cm減

成人になって初の44kg代!! 3日目で体の軽さを実感！

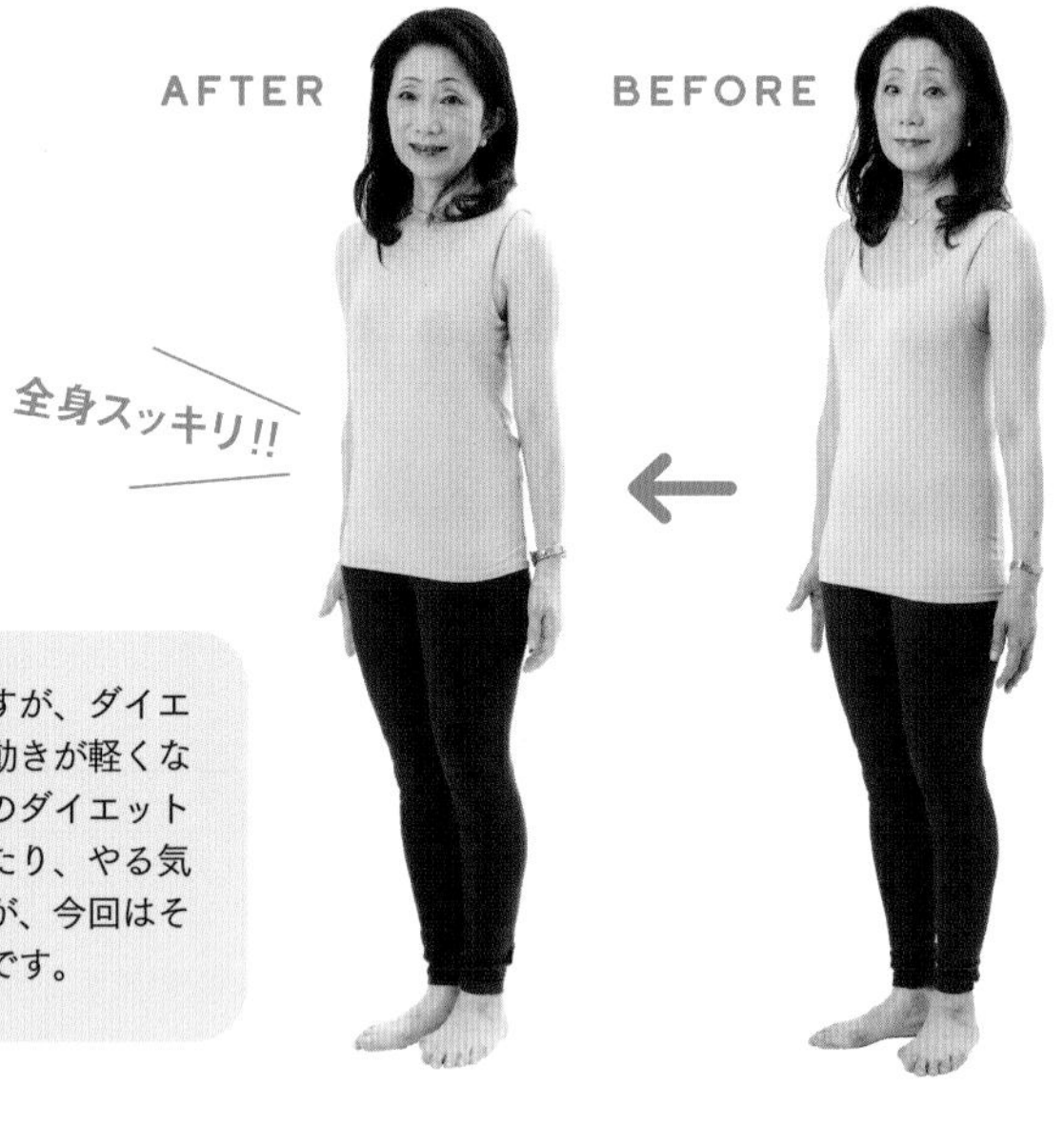

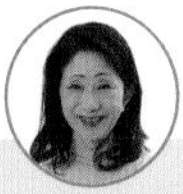

毎朝、体操をしているのですが、ダイエットをはじめて3日目で、動きが軽くなったのを感じました。ほかのダイエットしたときは、疲れやすかったり、やる気が出なかったりしたのですが、今回はそれがなかったのもよかったです。

＼ほかにもこんな声が聞かれました！／

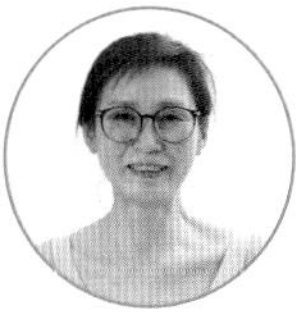

小湊幸子さん（60代女性）

体重

（55.2kg→52.4kg）

2.8kg減

便秘で便がカチカチだったのが、快便に。おなか周りがスッキリし、スカートがスルリと入るようになりました！

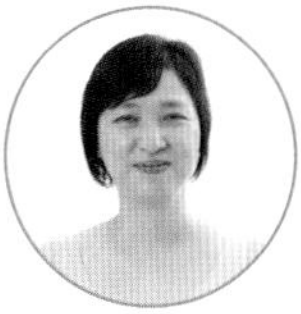

鈴木美幸さん（50代女性）

おなか周り

（96.5cm→90.7cm）

5.8cm減

おなか周りがやせたほかに、寝つきもよくなった気が。そのせいなのか、最近、顔色がよくなったといわれます。

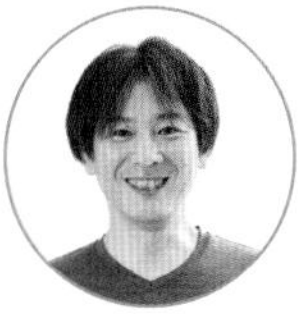

砂川達也さん（40代男性）

おなか周り

（97.0cm→87.0cm）

10.0cm減

朝食抜きのときは朝ボーッとしてましたが、バナナを食べるようになって頭がスッキリして仕事の能率もアップ！

- 便秘が治ったし、トイレの回数が増えて、むくみも減りました。
  武井咲さん（50代女性）
- 冷え性がひどかったのが、いつのまにか手足の先が冷えなくなりました。
  諸井美穂さん（40代女性）
- 白みそとレモンが思った以上にバナナに合います。飽きずに毎日食べられました。
  高田裕司さん（70代男性）

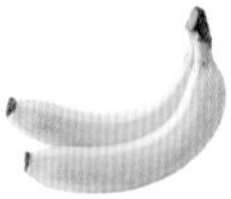

「クラッシュバナナ」で年間７３００kcalオフ

急激なダイエットは、リバウンドの悪魔を呼び込む。

ＰＡＲＴ１でそうお話ししましたが、「モーニングバナナダイエット」は、まさにその点でも「ちょうどいい塩梅《あんばい》」のダイエットだといえます。


朝ごはんの摂取カロリーは成人でおおよそ、５００～６００kcalだといわれています。

一方、クラッシュバナナのカロリーは約２２０kcalです。

毎日そのまま食べ続けるというのは大変なので、アレンジレシピ（ＰＡＲＴ４参照）を試すなどするにしても、平均で３００～４００kcalぐらいには抑えられると考えられます。

とすると、１日に約２００kcal減らすことができます。

これを1年に換算すると200kcal×365日で73000kcalになります。

1kgを消費するのに約7200kcal必要なので、1年間で約10kg、半年で5kgのダイエットが期待できるということになります。

さらに自律神経と腸内環境が整って、「勝手にやせる体」になることを考えると、リバウンドのしにくい、理想的なダイエットになるといえるでしょう。

あくまで単純計算ですし、カロリーオフがダイエットのすべてではないのですが、今回行ったモニターの人の平均の数値をみても、大体そのような数値で推移していくのではないかと考えられます。

「1カ月で5kg減った」など、驚くような結果が出ているほかのダイエットと比べると数値的にはたいしたことはないのかもしれません。

しかし、1年後、どちらのダイエットをしたほうがやせているのかをみれば、無理せずに徐々に減らしていき、なおかつリバウンドのしにくい「モーニングバナナダイエット」のほうに分はあるのではないでしょうか。

「おやつにバナナ」を本気でおすすめできる理由

「モーニングバナナダイエット」の2つ目のやり方で、間食にバナナをとるという方法をおすすめしました。

「ダイエットのためには間食NG！」なんて思い込んではいませんか？

確かに、糖質や脂質まみれの間食は避けたほうがいいでしょう。

でも、バナナも含めて健康的な食材を間食で食べることは、「ヘルシースナッキング」といわれ、今注目の健康法です。

「ヘルシースナッキング」は、アメリカ発の新しい健康習慣。スナッキングとは間食のことなので、直訳すれば健康的な間食になります。

その効果を説明しましょう。

まず、食事は1日3食よりも多く、こまめにとったほうが太りにくいとされています。それは間があくと空腹になるので、必要以上に食べ過ぎてしまう危険があるからです。

そして、空腹になると糖質が不足した状態になり、「遊離脂肪酸《ゆうりしぼうさん》」という物質が分泌されます。

困ったことにこの物質には、エネルギーを代謝しにくくして脂肪を蓄積させる、という作用があります。

つまり、空腹になると二重の意味で太りやすくなるというわけです。

そこで、間食をして空腹にならないようにするのが得策なのです。

また、ダイエットだけでなく、日中のパフォーマンスの面からみても、間食をとるメリットがあります。

なにかと悪者にされがちな糖質ですが、本当は、大切なエネルギー。不足するとボーッとしてやる気が出ず、仕事も勉強も、パフォーマンスが下がります。

運動中の間食としても、バナナが最適です。

メジャーリーガーの大谷翔平選手がベンチでバナナを食べている姿が話題になりましたし、今、女子プロゴルファーの間では、ラウンド中にバナナで栄養補給する選手が増えているといいます。

仕事にしても、野球やゴルフにしても、長い時間、脳や体を動かすときには、バナナは非常に適した栄養補給食材だといえます。

糖質がエネルギーに使われるまでの時間は、消化にかかる時間によって決まります。早く消化される糖質はすぐに、消化に時間がかかる糖質はゆっくりとエネルギーになります。

バナナは、速やかにエネルギーへと変わる単糖類（ブドウ糖・果糖など）と、時間をかけてエネルギーになる少糖類（オリゴ糖）や多糖類（デンプン・難消化性デンプン）のいずれも含むため、持続的にエネルギーがチャージされ続けます。

また、バナナにはＢＣＡＡという３つのアミノ酸が含まれています。

運動中、エネルギーが不足すると、エネルギー源として筋肉が分解されるのですが、ＢＣＡＡがかわりのエネルギーとなることで、それを防ぐことができます。

さらに、BCAAには、トレーニング中の集中力をアップさせる働きもあります。

また、激しく体を動かして汗をかくと、さまざまなビタミンやミネラルが失われ疲労感を覚えやすいものですが、ビタミンB群やカリウム、マグネシウムといったミネラルも豊富に含まれています。

つまり、バナナを食べれば運動中も疲れにくくなるのです。

「ヘルシースナッキング」に適した間食は、①血糖値の上昇を緩やかにする食物繊維が豊富な低GI食品②満腹感が持続するタンパク質が含まれているもの③ある程度糖質が含まれているもの④カロリーが200kcal／日以下のものです。

当然、バナナもこの条件を満たしているのですが、ほかにも間食におすすめの食材をいくつか紹介しておきましょう。

1つ目が、高カカオチョコレート（カカオ分70％以上のチョコレート）。老化予防の効果があるといわれるカカオポリフェノールや腸内環境を整える効果が期待できるカカオプロテイン、食物繊維も豊富です。

チョコレートというと甘くて、血糖値が急上昇しそうなイメージがありますが、高カカオチョコレートは、意外にもGI値は低めです。

しかも手軽に食べられるので便利です。

1日25g、個包装のもので5枚程度が目安となります。

もう1つがアーモンドです。

アーモンドはナッツ類のなかでも非常に多くの食物繊維を含んでいます。

また、必然的によく噛むことになるので満腹中枢《まんぷくちゅうすう》が刺激され、食欲を抑えられます。

加えて、ダイエット中に不足しがちなカルシウムや鉄分、マグネシウムなどのミネラルバランスがよいのもポイント。1日20～30粒程度を目安としてください。

今回、レシピ開発にご協力いただいている栄養士の落合貴子先生に、バナナを使って簡単に作れるおやつを考案してもらいました。

自律神経を乱すストレスの解消にもつながりますから、週末など、頑張った自分へのごほうびにぜひ一度試してみてください。

糖質も上手にとりたいから…
休日のヘルシーごほうびおやつ2品

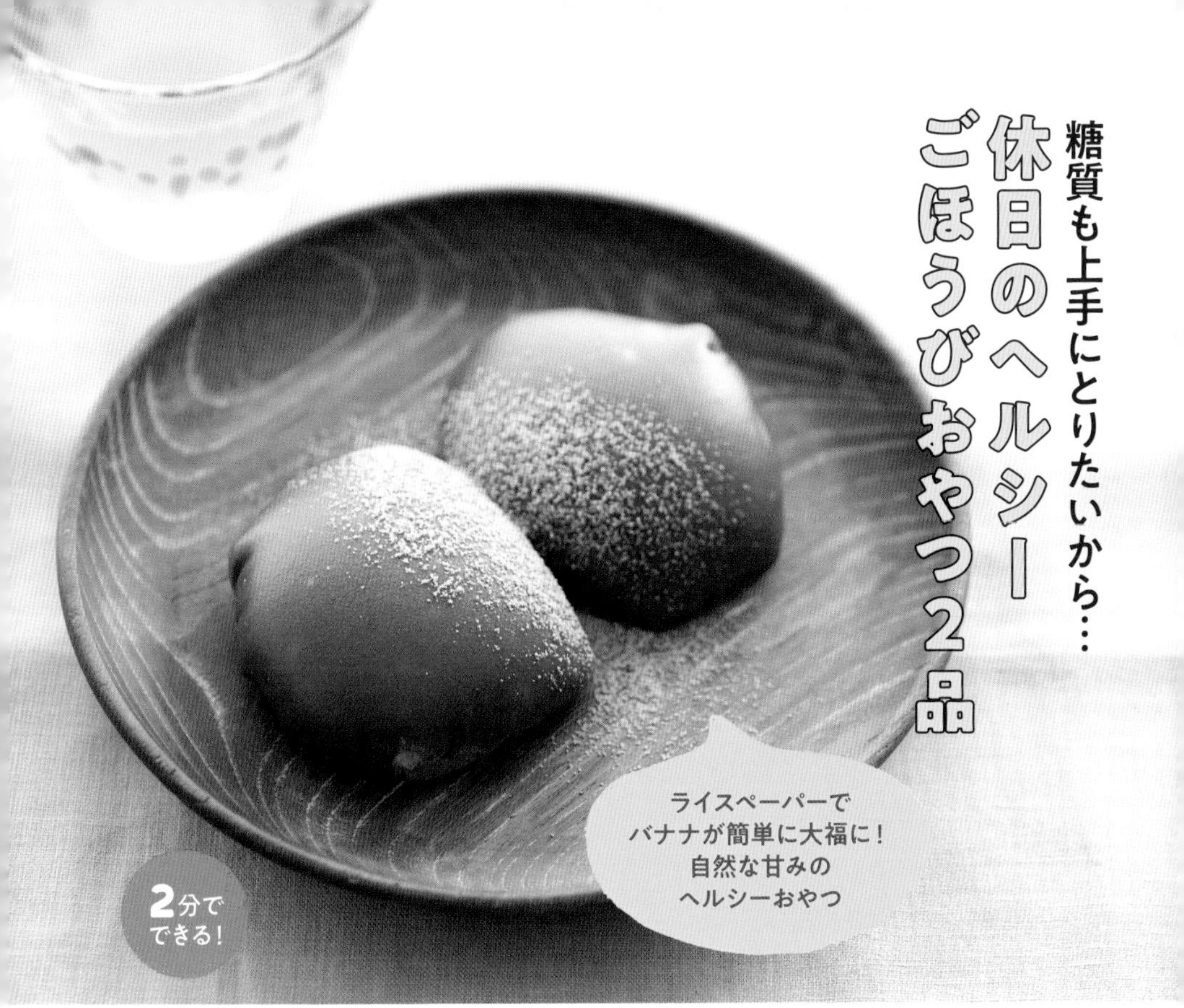

ライスペーパーで
バナナが簡単に大福に！
自然な甘みの
ヘルシーおやつ

2分でできる！

抹茶バナナ大福

1人分
165
kcal

材料 （2人分）

バナナ…2本
抹茶パウダー…4g
ライスペーパー…4枚
きなこ…適量

作り方

1 バナナをポリ袋に入れてつぶす
2 1に抹茶パウダーを加え、袋をもむようにしてよく混ぜる
3 濡らして絞ったキッチンペーパーをまな板の上に広げ、その上に水にくぐらせたライスペーパーを置く
4 ライスペーパーに2を¼量のせて包む。同様にして4個作る
5 器に盛り、きなこをかける

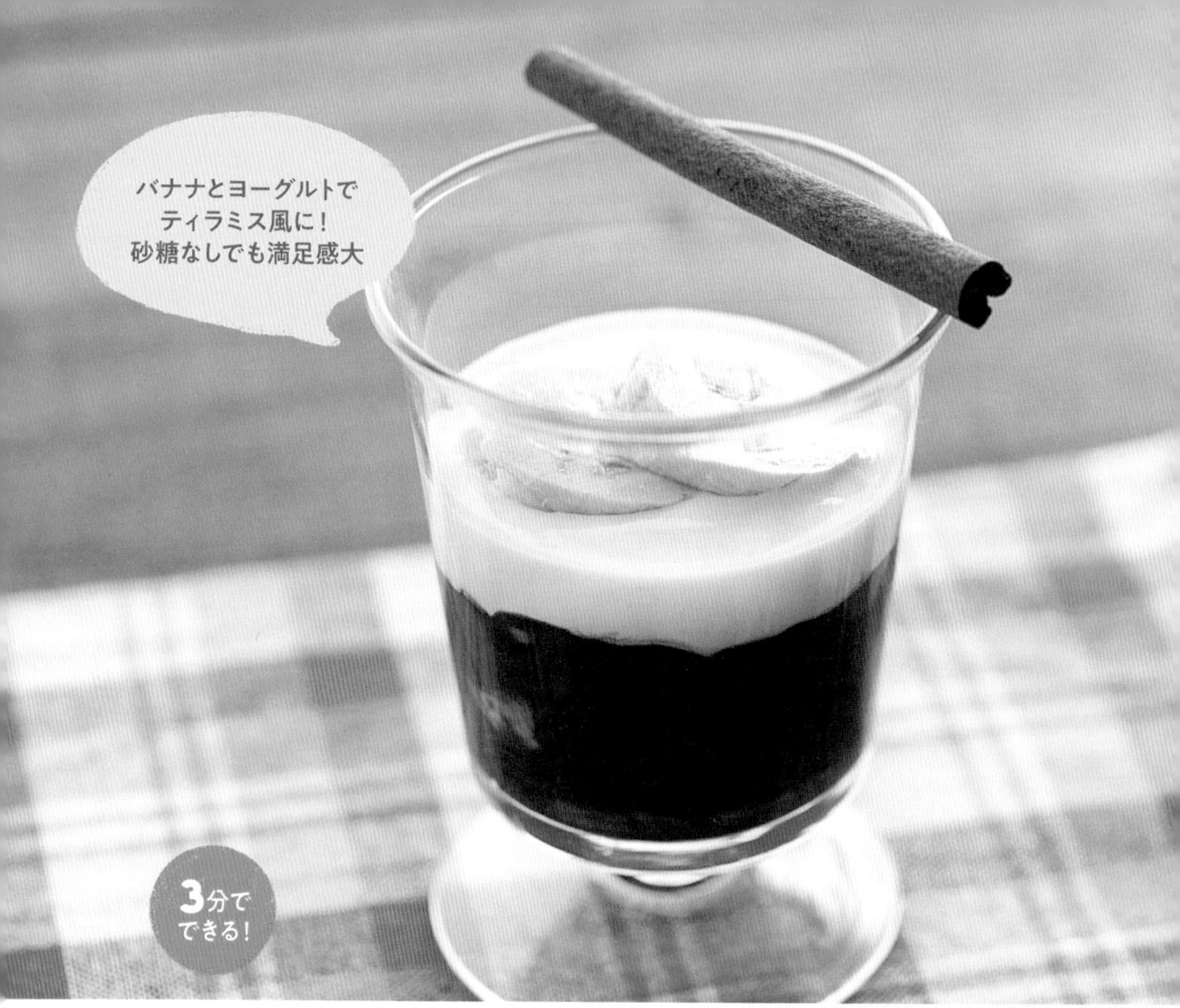
バナナとヨーグルトで
ティラミス風に！
砂糖なしでも満足感大
3分でできる！

バナナのグラスデザート

1人分
125
kcal

材料（2人分）

バナナ…2本
ココアパウダー…8g
プレーンヨーグルト…大さじ4
飾り用のバナナ…適量
トッピング用のシナモン
　スティック…適量

作り方

1 バナナをポリ袋に入れてつぶす
2 1にココアパウダーを加え、袋をもむようにしてよく混ぜる
3 グラスに2を入れてヨーグルトを上にかけ、冷蔵庫で30分冷やす
4 薄切りしたバナナをのせる。好みでシナモンスティックをのせる

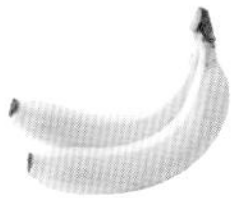

「モーニングバナナダイエット」成功への3つのポイント

最後に「モーニングバナナダイエット」を楽しんで続けていくうえで、気をつけてほしいことを話して、このパートを終わりたいと思います。

1. 無理をしないこと

多くの方に愛されているバナナですが、得手、不得手はどうしてもあります。

絶対に「毎日2本食べなくてはならない」と無理をしてストレスをためては意味がありません。

ちょっと今日は無理そうだなというときは、朝の1本だけでも実施してもらうとよいでしょう。

また、効果には個人差があり、どうしてもやせないという人もいます。

もし「モーニングバナナダイエット」を行って、体調がすぐれない、体重が増えたという場合は、無理をして続けないようにしてください。

2. 忘れた日があっても気にしない

もし、1日2本食べられない日があったとしても、気にしないことが大切です。一度途切れてしまうと「もう意味がないからやめよう」という思考に陥りがちです。習慣化できるまでは、時間がかかります。

1日忘れたとしても「明日やればいいや」ぐらいの気軽な気持ちで取り組んでください。

3. 持病がある人は、医師に相談を

持病をお持ちの方は、「モーニングバナナダイエット」を試してみる前に、一度かかりつけの医師に相談してみるのがよいでしょう。

PART 4

LET'S TRY!

「クラッシュバナナ」アレンジレシピ

体も腸も健康に、美しくなる朝バナナダイエット。
でも面倒くさいのは嫌だな……と思っていませんか？
手間なく続けるのに、とっておきの方法があります。
それは、「クラッシュバナナ」。
毎日ペロリとバナナ2本を食べられます。
さあストレスなしのダイエットをはじめましょう！

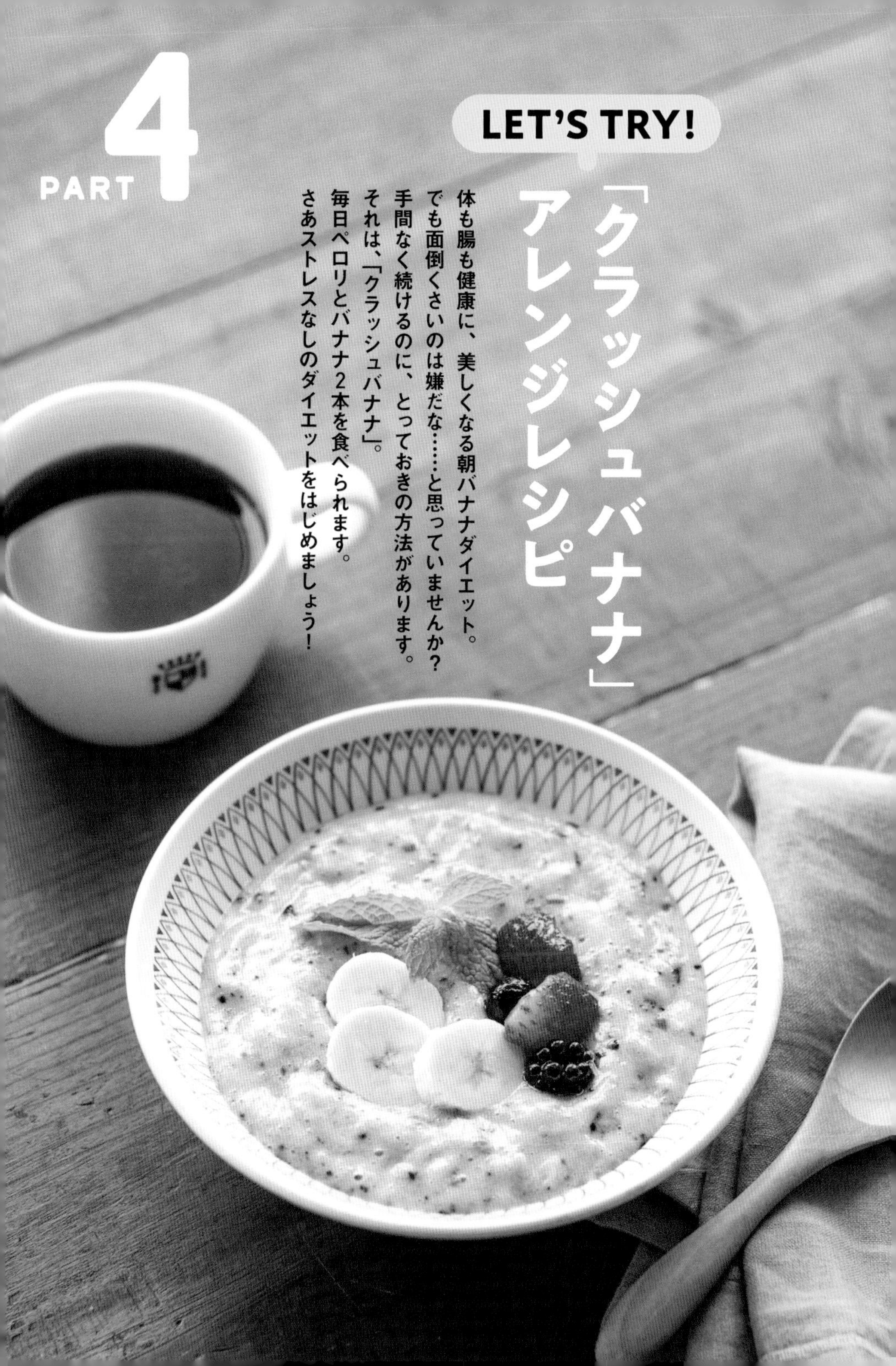

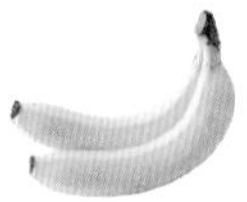

味変して、毎日楽しく「モーニングバナナダイエット」

さて、いよいよここではPART3で紹介したおすすめの朝食「クラッシュバナナ」の作り方を紹介していきます。

96ページで詳しい作り方はご紹介しますが、要はバナナを保存袋に入れてつぶしたものです。

保存袋に入れるのは、そのまま冷凍庫に入れて保存しておけるから。

冷凍しておけば、バナナが熟しにくくなったり、黒く変色しにくくなったりするので、1週間は保存が可能です。

毎朝作るのは大変、という人は、週末などに1週間分、作り置いておくというのもいいでしょう。

グリーンチップの状態のバナナを「クラッシュバナナ」にしておけば、レジスタントスターチが豊富な状態のものを継続的に食べられるという利点もあります。

冷凍した「クラッシュバナナ」は、朝、電子レンジ（600W）で1分解凍すれば食べられます。

前の晩に冷蔵庫に移して解凍すると、黒く変色しやすいのでご注意を。

「クラッシュバナナ」はそのまま食べても十分においしいですが、毎日同じ味を食べるのは、飽きることもあるでしょう。

そこで、「クラッシュバナナ」をアレンジして、1週間飽きずにおいしく食べ続けられるレシピを紹介します。

「クラッシュバナナ」は、隠し味に白みそとレモン汁を入れているので、バナナの甘みが適度に抑えられ、スイーツではない食事系メニューにも無理なく馴染みます。

和洋問わずアレンジのきくバナナの懐《ふところ》の深さには、驚く人も多いはずです。

くつろぎたい週末には、眠りをサポートする栄養素をプラスするなど、バナナの栄養素に加え、1週間元気に過ごすためのお助け栄養素もとれるスペシャルレシピです。

ぜひトライしてみてください。

＼モーニングバナナダイエットの強い味方！／

クラッシュバナナの作り方

材料 **(1食分)**	バナナ…2本 白みそ…大さじ1 レモン汁…大さじ1

1 皮をむき保存袋に入れる

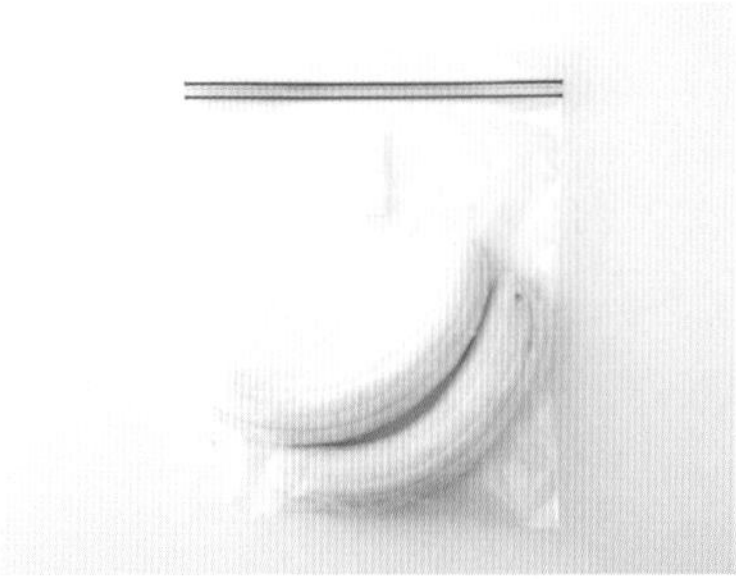

バナナ2本の皮をむき、冷凍保存可能な保存袋に入れる。あとで冷凍保存しておくと毎日の手間が省けるので、冷凍できる袋を選ぶ。

2 つぶす

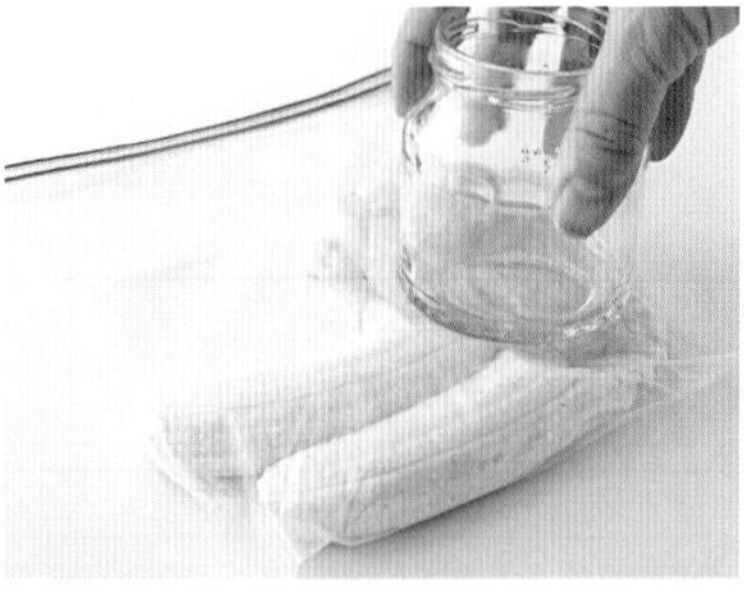

袋の口を閉じ、手近なビンなど硬いもので、袋の上からバナナをつぶす。バナナは柔らかいので、身近にあるもので簡単にクラッシュ可能。

3 粗くつぶせばOK

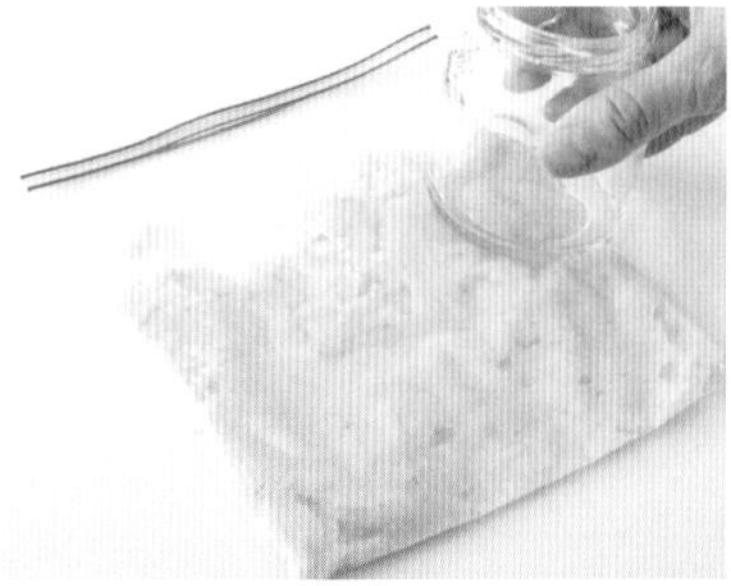

写真くらいの粗い状態までつぶせばOK。バナナの形が少し残っているくらいのほうが、食べるときも食感が残り楽しい。

4 調味料を入れる

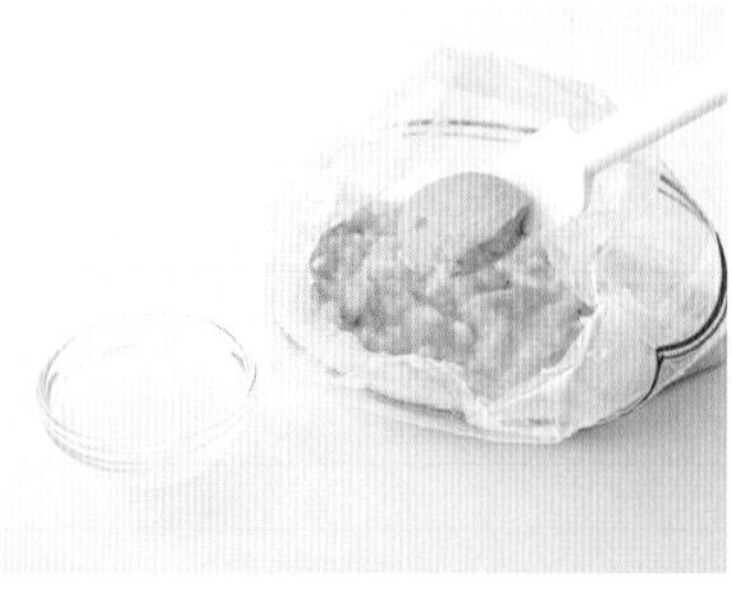

分量の白みそとレモン汁を加え、袋の口を閉じ、袋の上から手でもむなどして混ぜる。食べ慣れてきたら、好みでレモン汁を増やしてもOK。

たくさん作って冷凍保存したいなら

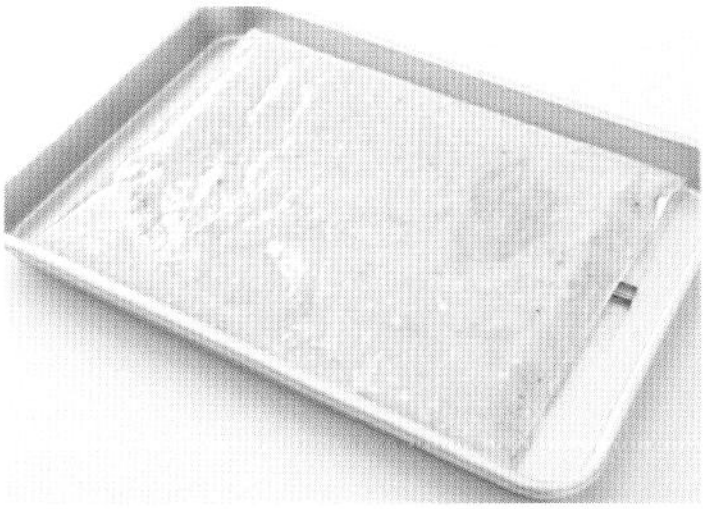

バットの上にのせて冷凍することで、急速冷凍に。時間をかけずに素早く冷凍することで、酸化や黒く変色することを防げる。

↓

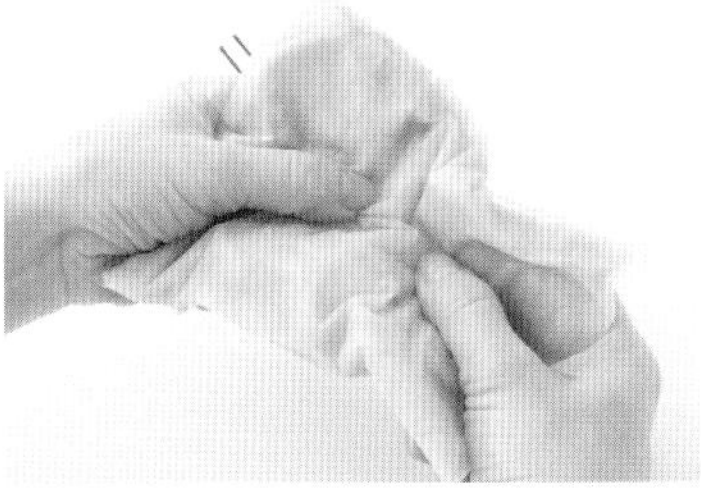

食べるときには、冷凍庫から取り出して、電子レンジ(600W)で1分加熱。取り出して、手でもみ、凍っているところをほぐす。

↓

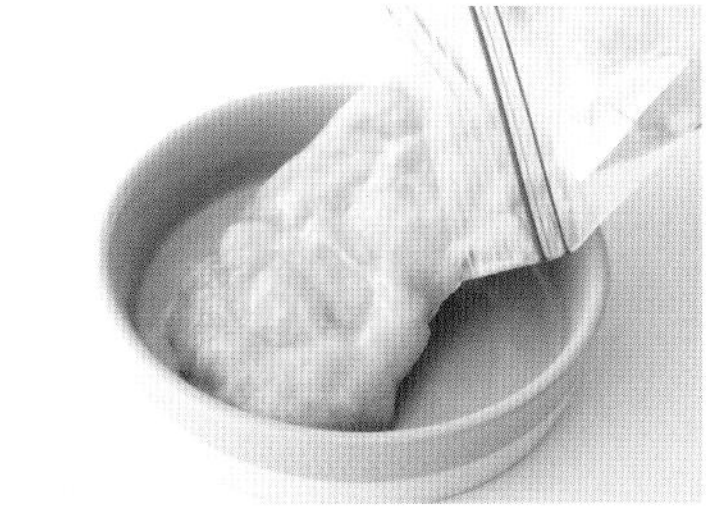

ほぐれて柔らかくなったバナナを器に取り出す。このまま食べてもおいしいし、次ページからのアレンジレシピにも、ぜひ挑戦を!

5 器などに盛る

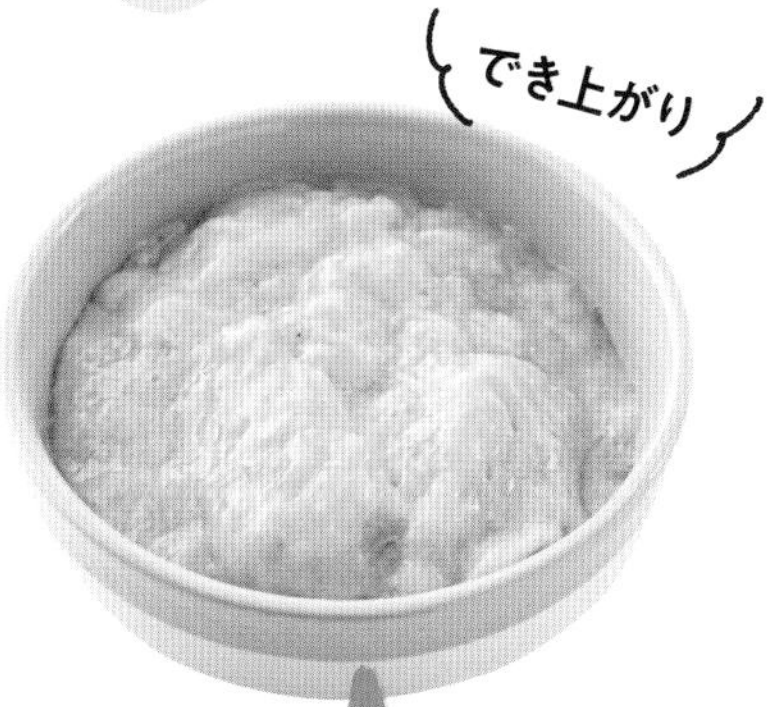

これでクラッシュバナナのでき上がり! このまま食べてもおいしいし、次のページからのメニューにアレンジしても。毎日作るのが面倒、という人は、冷凍保存しておけば、約1週間日持ちし、解凍すればすぐに食べられます

【PART4、PART5の注意事項】

- ●大さじ1=15mℓ、小さじ1=5mℓです。
- ●食材の分量やカロリーには、個体差がありますのでご調整してください。
- ●市販の食品を使う場合、メーカーによってカロリーや分量は多少前後します。
- ●電子レンジは600Wを使用しています。500Wの場合は1.2倍、700Wの場合は0.8倍を目安に時間調整してください。また、特に表記がない場合は、ラップはかけずに調理してください。
- ●特に記載がない場合、火加減は中火です。
- ●野菜を洗う、皮をむく、など一般的な下処理は記載していません。
- ●分量に適量とあるものは、好みで加減してください。
- ●調味料は特に指定のない場合、しょうゆは濃い口しょうゆ、塩は食塩、バターは有塩を使用、小麦粉は薄力粉を使用しています。

次ページから、クラッシュバナナのアレンジメニューを紹介します! 簡単に作れるメニューばかりなので、ぜひ試してみてください!

1週間やってみて!

クラッシュバナナ☆ダイエット朝食

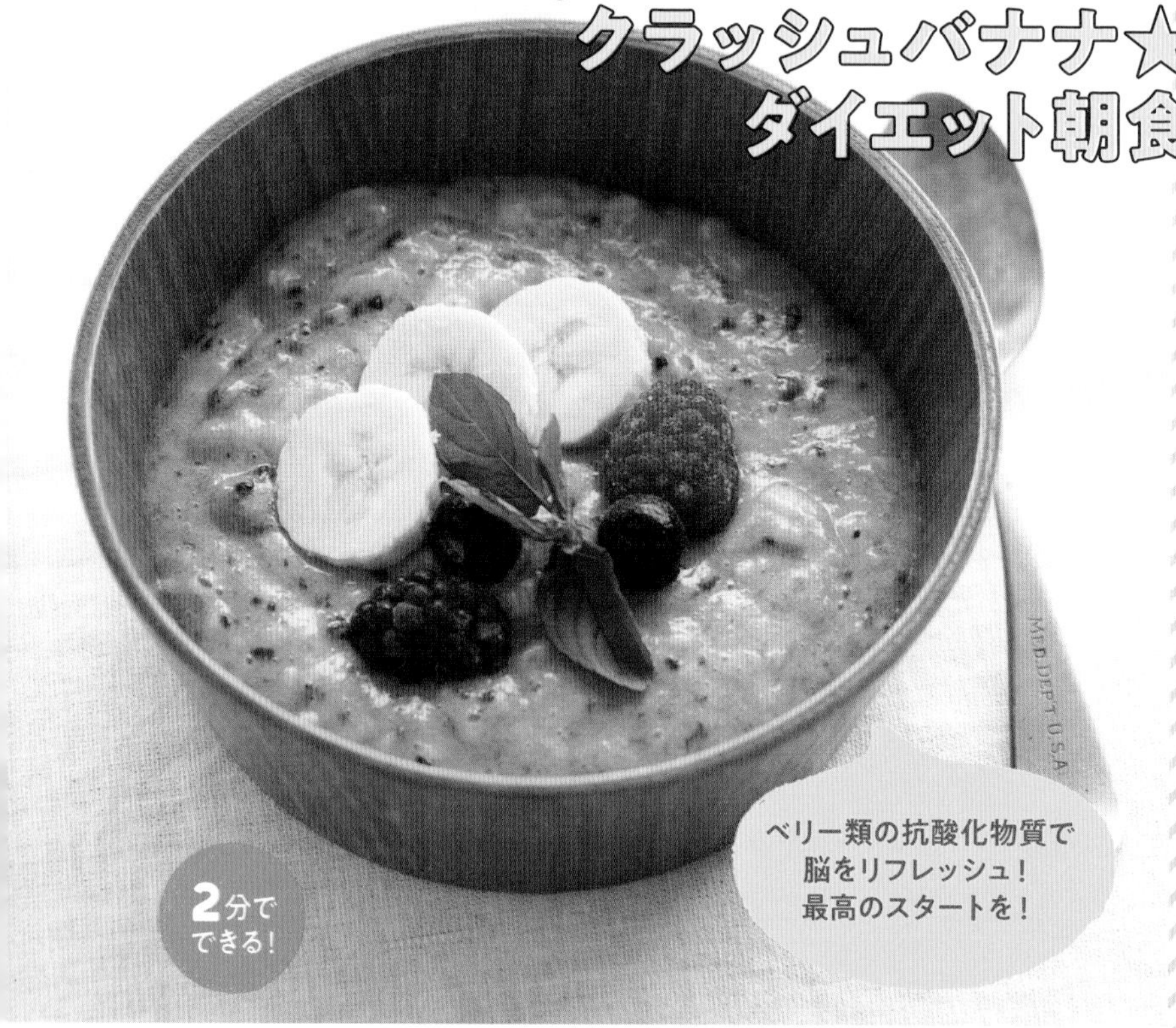
ベリー類の抗酸化物質で
脳をリフレッシュ!
最高のスタートを!
2分でできる!

気分爽快!
ベリー&クラッシュバナナ

1人分
254
kcal

材料 (1人分)

クラッシュバナナ…1食分
冷凍ベリーミックス…50g
トッピング用の
　フルーツとミント…適量

作り方

1 クラッシュバナナの保存袋の口を開いて冷凍ベリーを入れて袋を閉じ、手でもむ(またはミキサーで攪拌《かくはん》してもOK)

2 器に入れ、フルーツとミントをトッピングをする

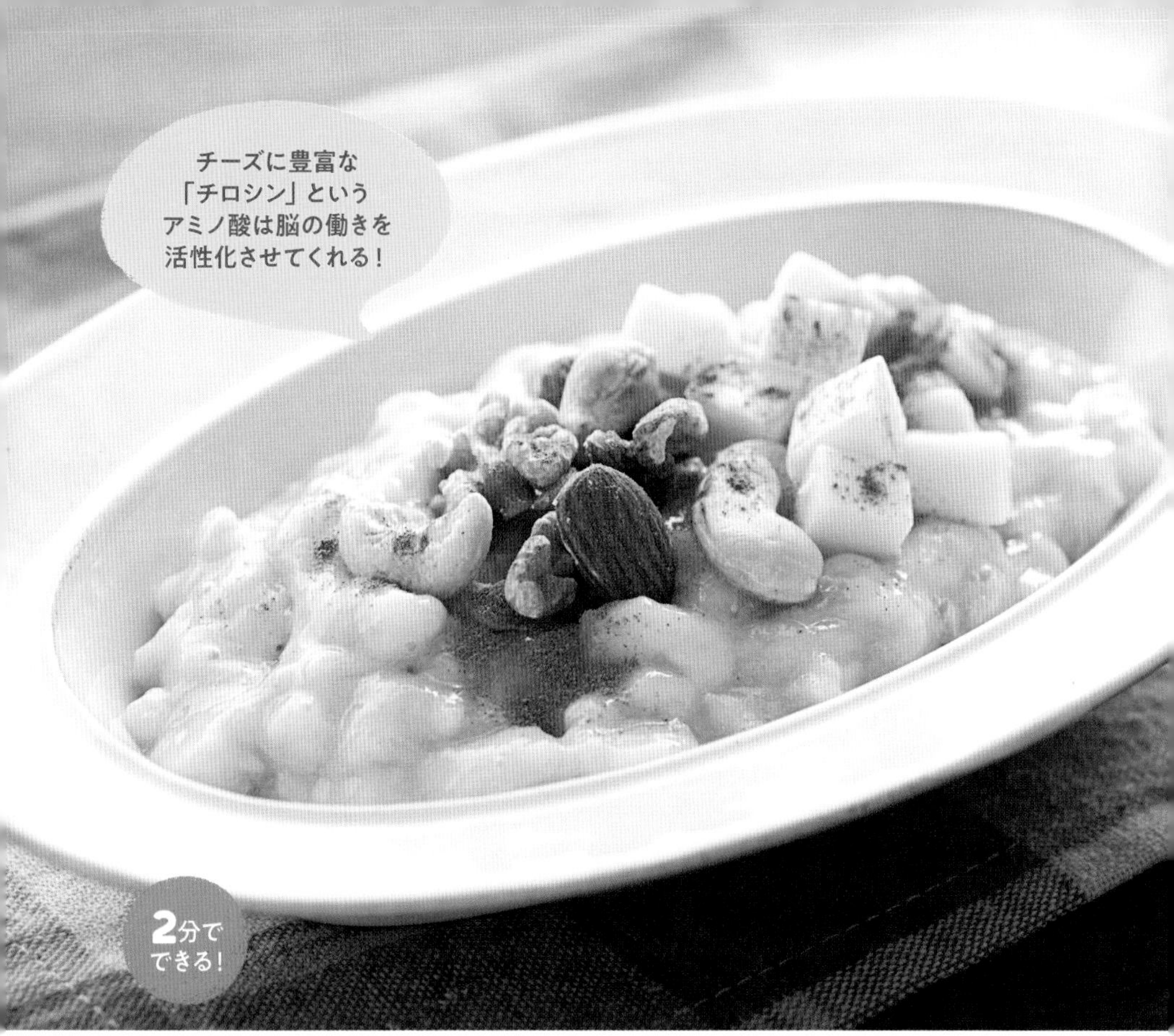
チーズに豊富な
「チロシン」という
アミノ酸は脳の働きを
活性化させてくれる！
2分で
できる！

目覚めの バナナんチーズ&ナッツ

1人分
335
kcal

材料　(1人分)

クラッシュバナナ…1食分
プロセスチーズ…1個(15g)
ミックスナッツ…10g
シナモンパウダー…適量

作り方

1 プロセスチーズを5㎜角に切る
2 クラッシュバナナを器に盛り、ミックスナッツ、1をのせる
3 シナモンパウダーをふる

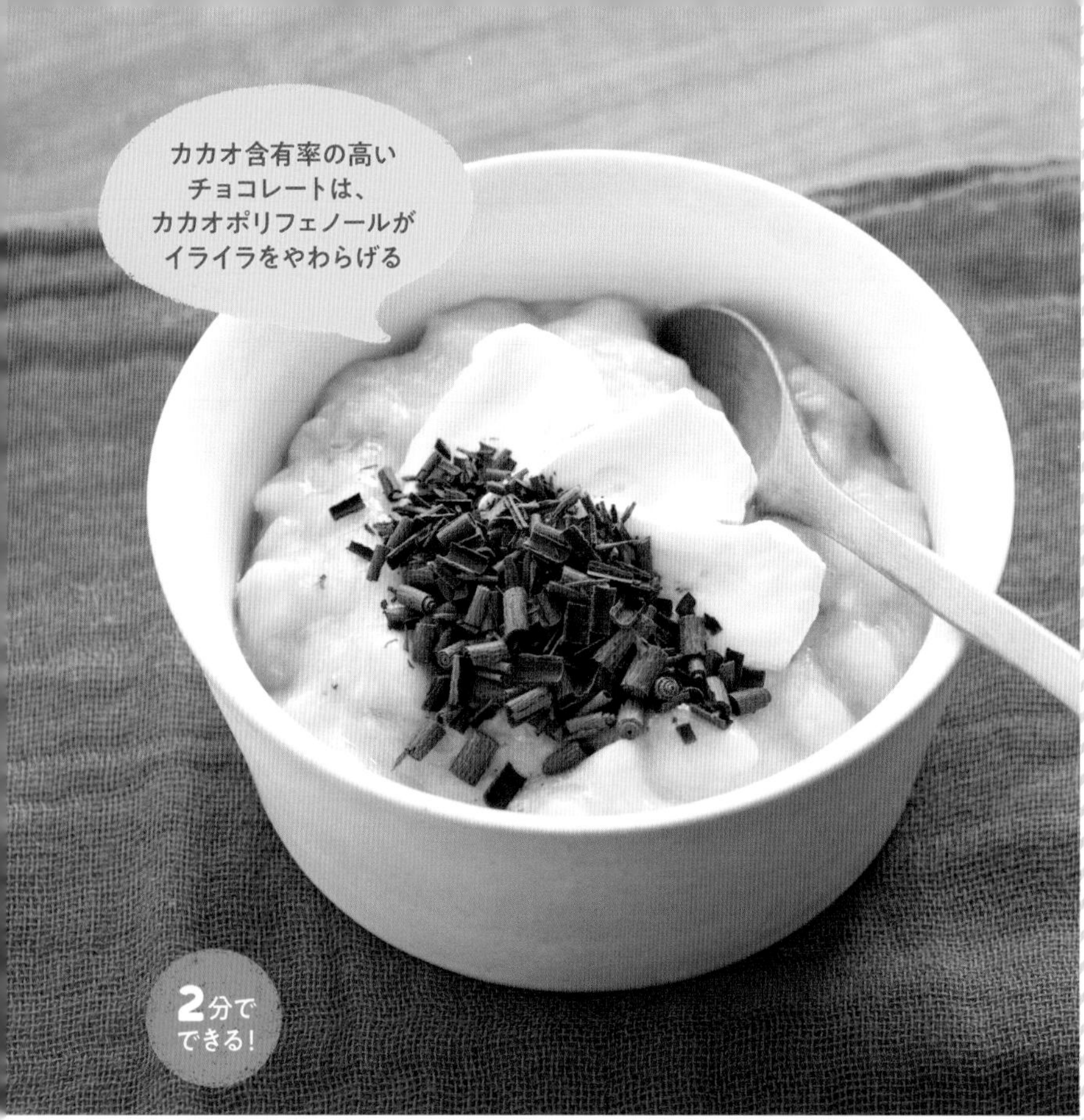
カカオ含有率の高い
チョコレートは、
カカオポリフェノールが
イライラをやわらげる
2分でできる!

高カカオチョコレート&カマンベール

1人分
299
kcal

材料 (1人分)

クラッシュバナナ…1食分
高カカオチョコレート
…1枚(5g)
カマンベールチーズ
…⅙個(15g)

作り方

1 高カカオチョコレートは細かく刻む。カマンベールチーズをひと口大に切る

2 クラッシュバナナを器に盛り1をのせる

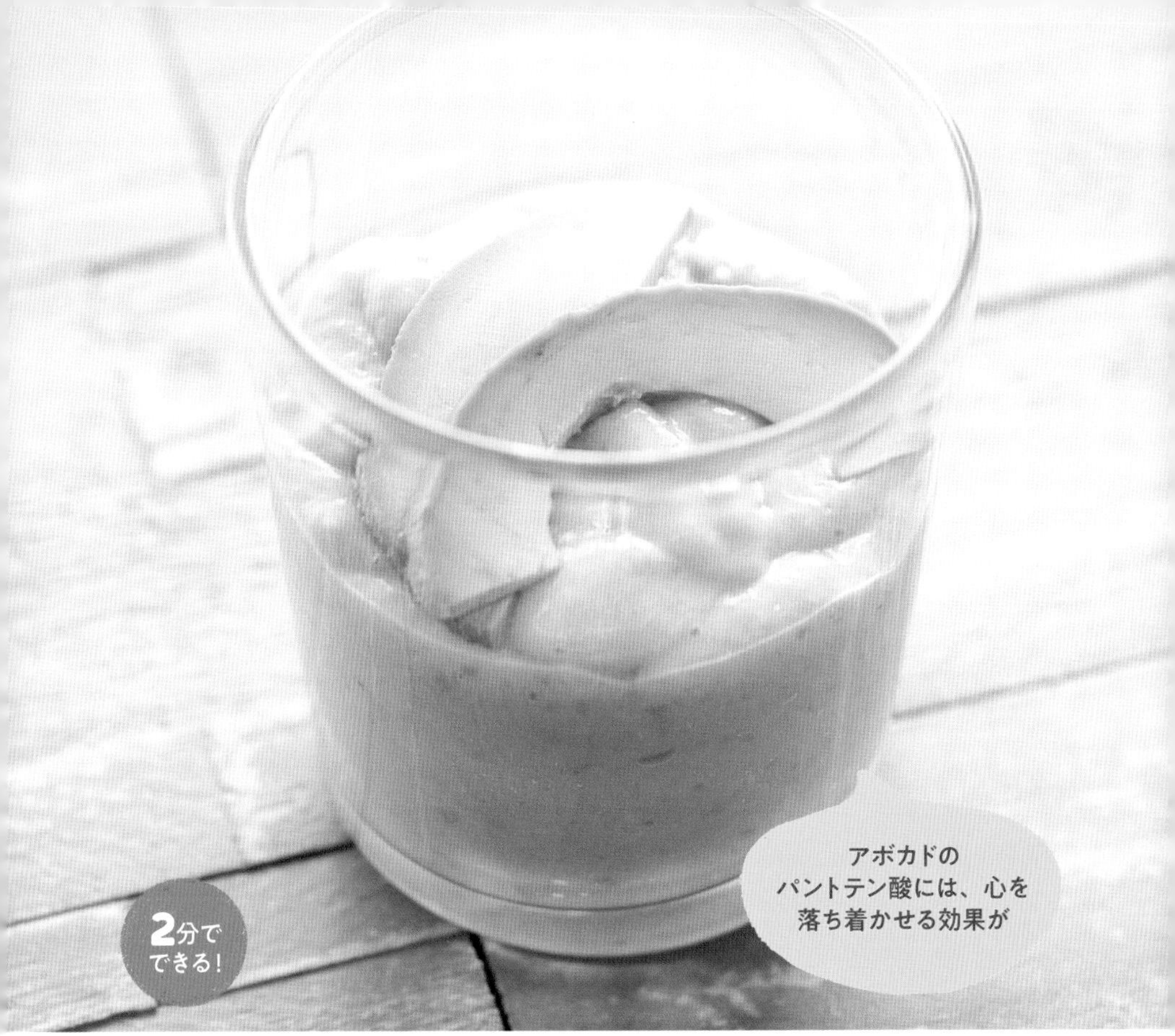
アボカドの
パントテン酸には、心を
落ち着かせる効果が
2分で
できる！

まろやかアボカドバナナ ミルクスムージー

1人分
434
kcal

材料（1人分）

クラッシュバナナ…1食分
アボカド…½個
牛乳…50㎖

作り方

1 アボカドは種と皮を取り、飾り用に薄切り2枚をとり、ほかはひと口大に切る

2 クラッシュバナナ、1、牛乳をミキサーにかけ、器に盛る。飾り用のアボカドをのせる

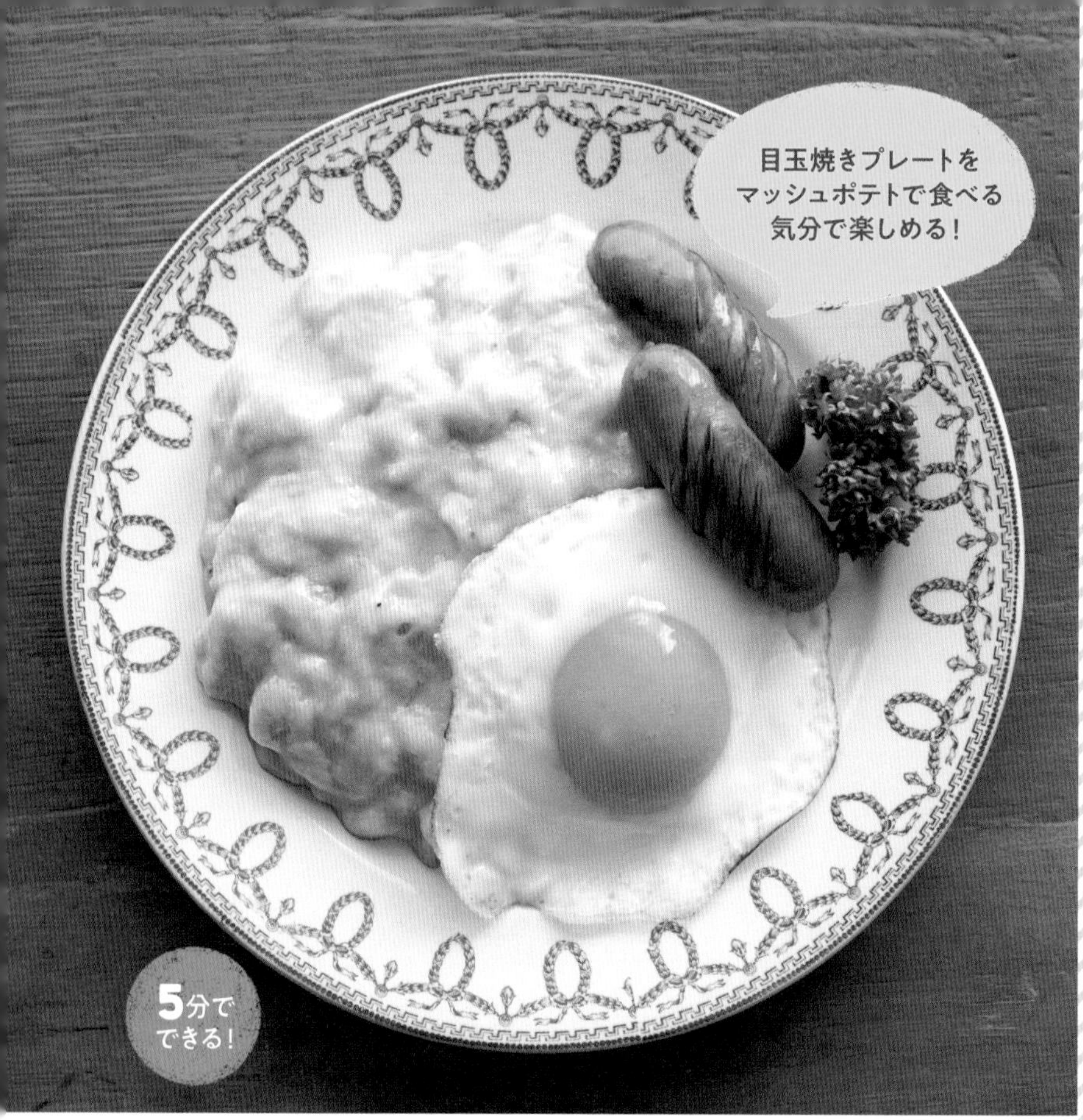
目玉焼きプレートを
マッシュポテトで食べる
気分で楽しめる！
5分で
できる！

新定番★バナナモーニングプレート

1人分
451
kcal

材料（1人分）

クラッシュバナナ…１食分
卵…１個
サラダ油…適量
ソーセージ…２本
塩…適量
トッピング用のパセリ
…適量

作り方

1 クラッシュバナナを器に盛る

2 フライパンにサラダ油を引き卵を割り入れ目玉焼きをつくる。ソーセージも焼く

3 2を器に盛り付け、塩を全体に軽くふり、好みでパセリを飾る

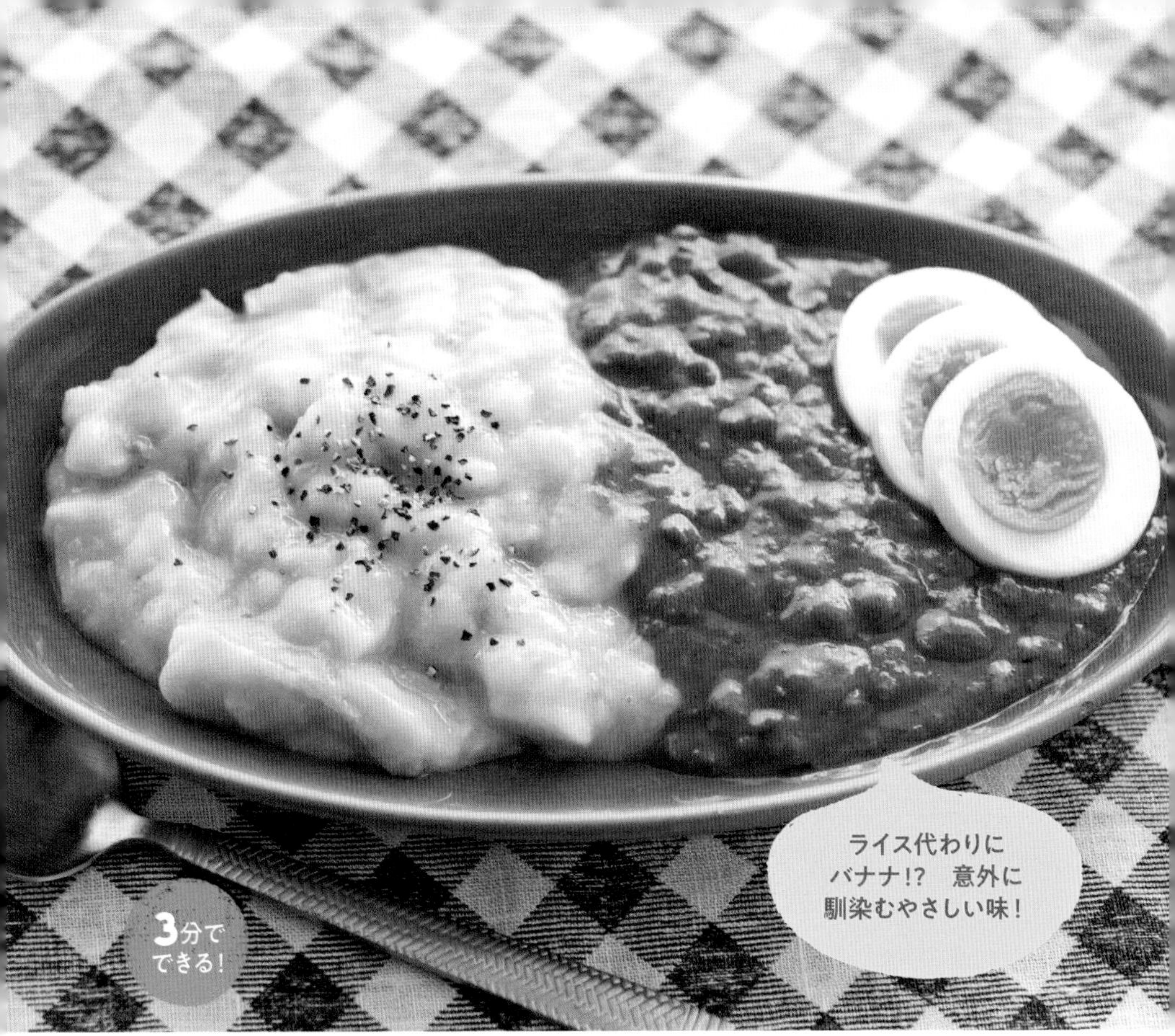
ライス代わりに
バナナ!?　意外に
馴染むやさしい味！
3分で
できる！

甘辛の極み！ ヘルシーバナナカレー

1人分
394
kcal

材料（1人分）

クラッシュバナナ… 1食分
黒こしょう…少々
レトルトカレー… 1袋
ゆで卵…½個

作り方

1 クラッシュバナナを器に盛り、黒こしょうをふる

2 レトルトカレーは湯煎《ゆせん》で温め器に盛る。輪切りにしたゆで卵を添える

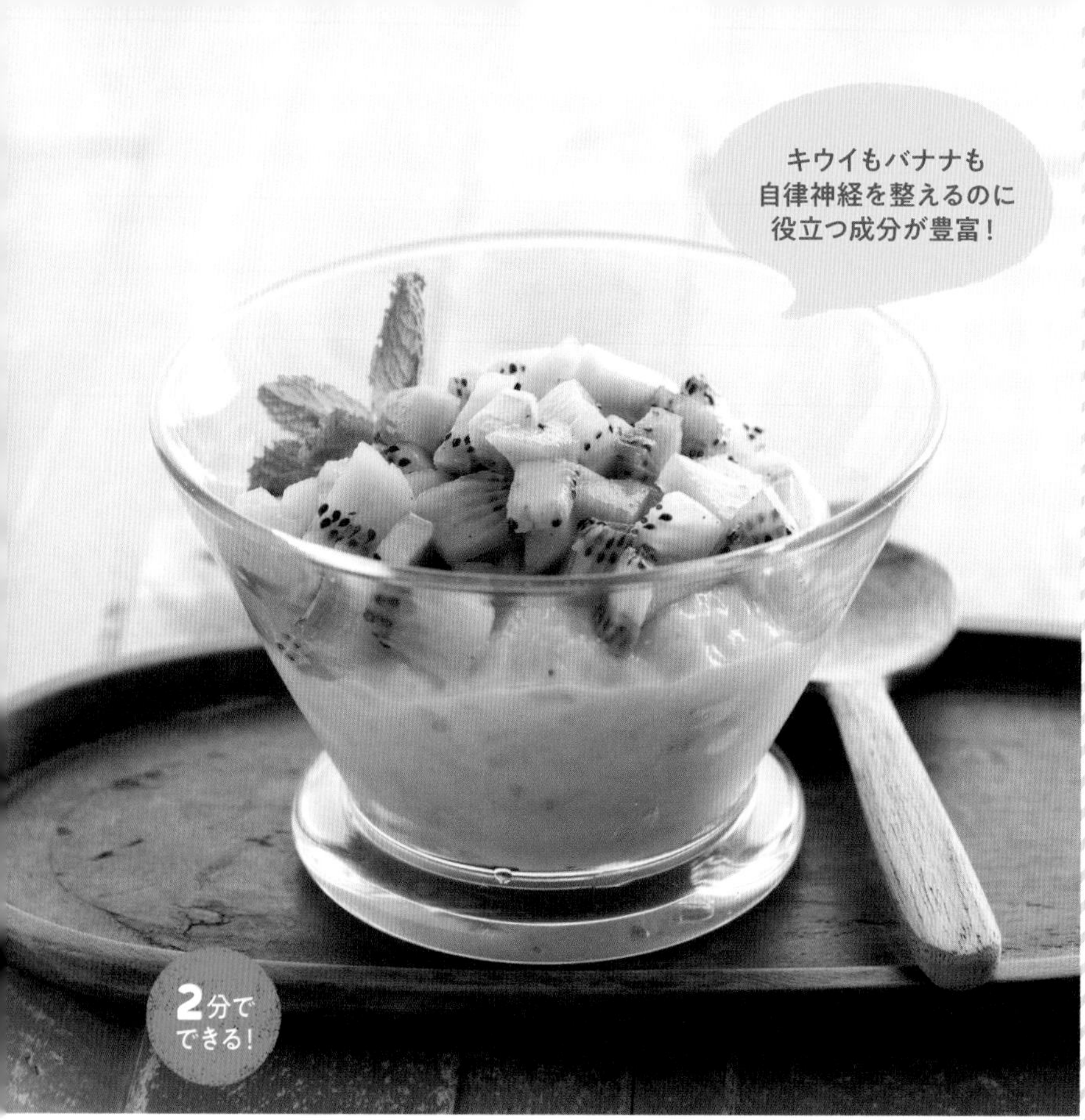
キウイもバナナも
自律神経を整えるのに
役立つ成分が豊富！
2分でできる！

幸せ運ぶキウイ＆クラッシュバナナ

1人分
278
kcal

材料（1人分）

クラッシュバナナ…1食分
キウイ…1個
トッピング用のミント
…適量

作り方

1 クラッシュバナナを器に入れる
2 キウイは皮をむいて細かく刻み、1の上に盛る。好みでミントを飾る

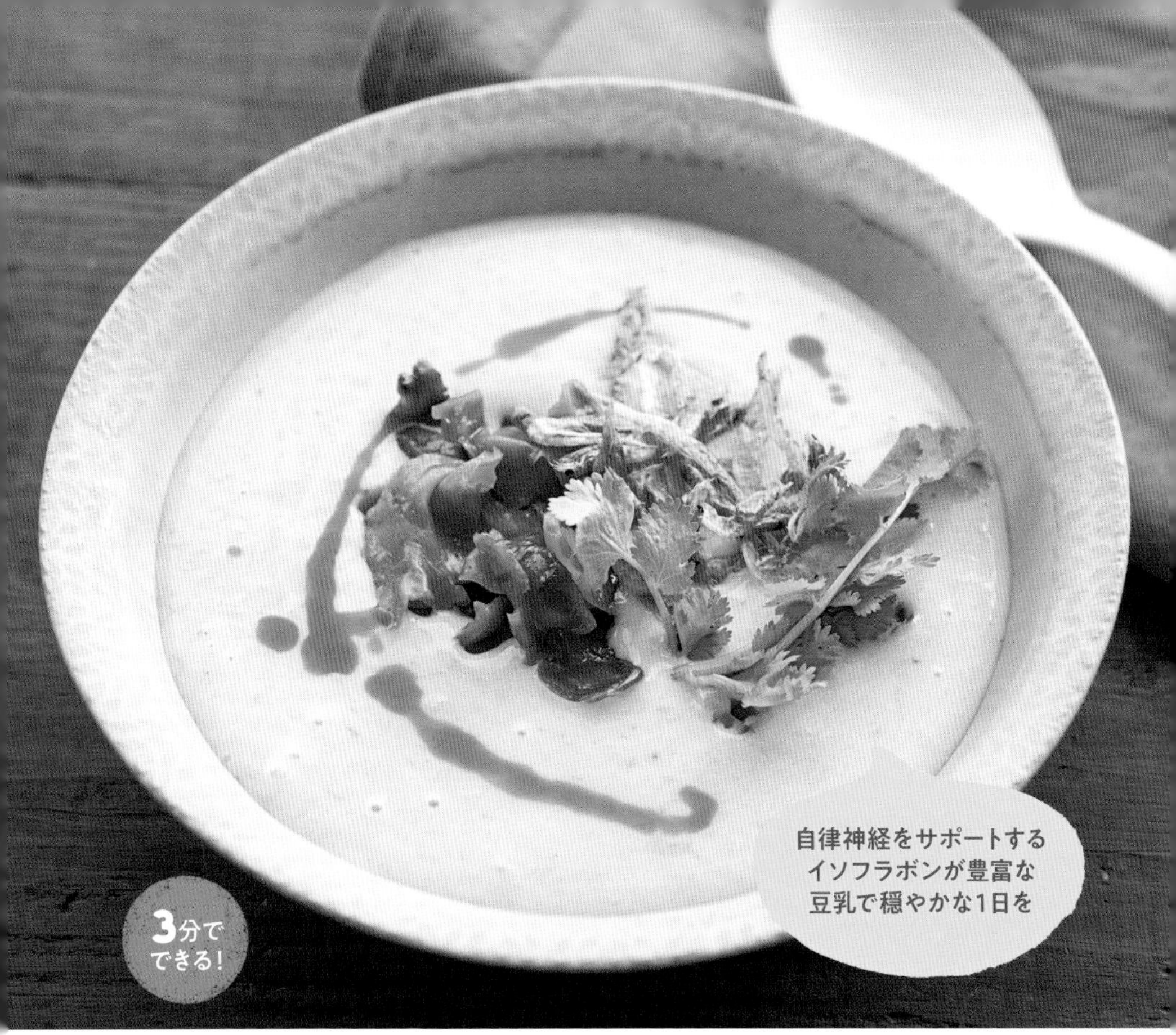
自律神経をサポートする
イソフラボンが豊富な
豆乳で穏やかな1日を
3分でできる!

冷製シェントウジャン

1人分 314 kcal

材料 (1人分)

クラッシュバナナ…1食分
豆乳…150㎖
ザーサイ…30g
桜エビ…2g
香菜・ラー油…各適量

作り方

1 クラッシュバナナと豆乳をミキサーにかける

2 器に盛り、ザーサイ、桜エビ、香菜をのせ、ラー油をかける

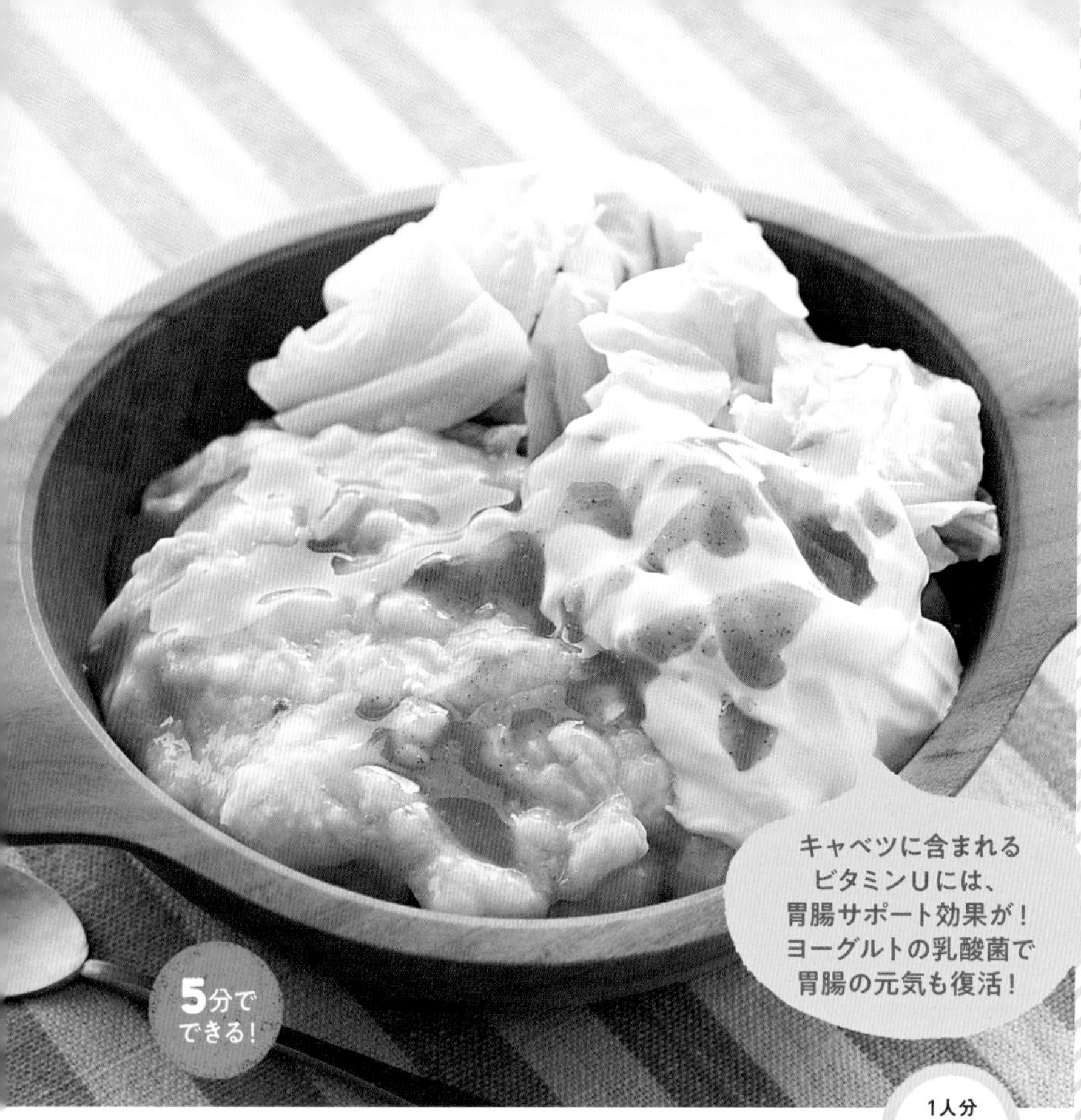
キャベツに含まれる
ビタミンUには、
胃腸サポート効果が！
ヨーグルトの乳酸菌で
胃腸の元気も復活！
5分でできる！

1人分
361
kcal

クラッシュバナナのハニーマスタードソース添え

材料（1人分）

クラッシュバナナ…1食分
キャベツ…1枚（50gくらい）
プレーンヨーグルト
…適量（写真は50g）
A マスタード…大さじ1
A はちみつ…大さじ1

作り方

1 クラッシュバナナを器に入れる
2 キャベツはざく切りにして耐熱容器に入れ、電子レンジ（600W）で2分加熱。冷水にとり、キッチンペーパーで包んで水気を絞る
3 2を器に入れてプレーンヨーグルトとAを混ぜ合わせたソースをかける

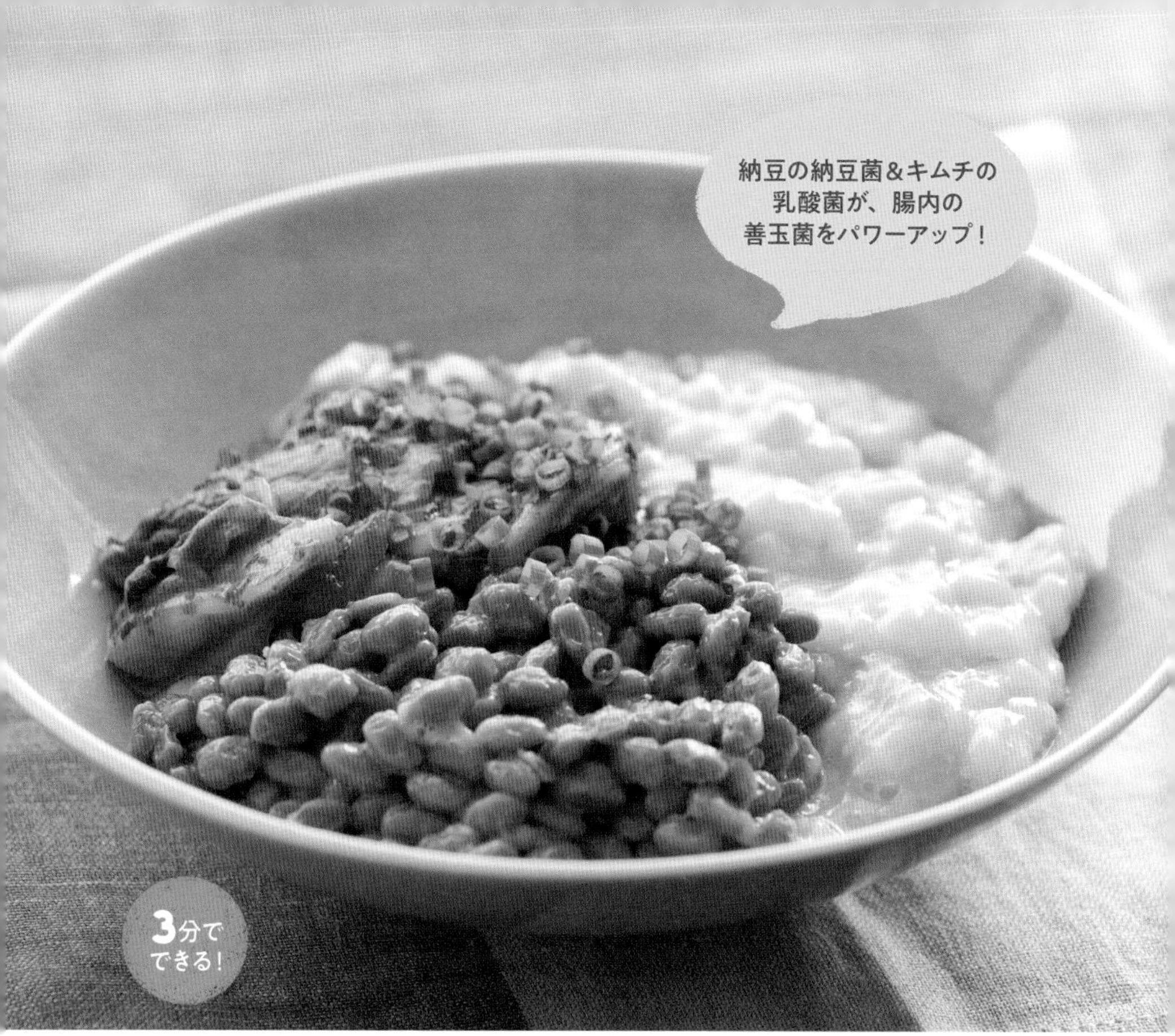
納豆の納豆菌&キムチの
乳酸菌が、腸内の
善玉菌をパワーアップ！
3分でできる！

発酵食品の三重奏♪
超腸活クラッシュバナナ

1人分
313
kcal

材料　(1人分)

クラッシュバナナ…1食分
納豆…1パック
キムチ…30g
万能ねぎ（小口切り）…適量

作り方

1 クラッシュバナナを器に入れる
2 納豆は添付のたれを入れてよく混ぜ、器に盛りキムチを添える
3 万能ねぎを散らす。全体をよく混ぜて食べる

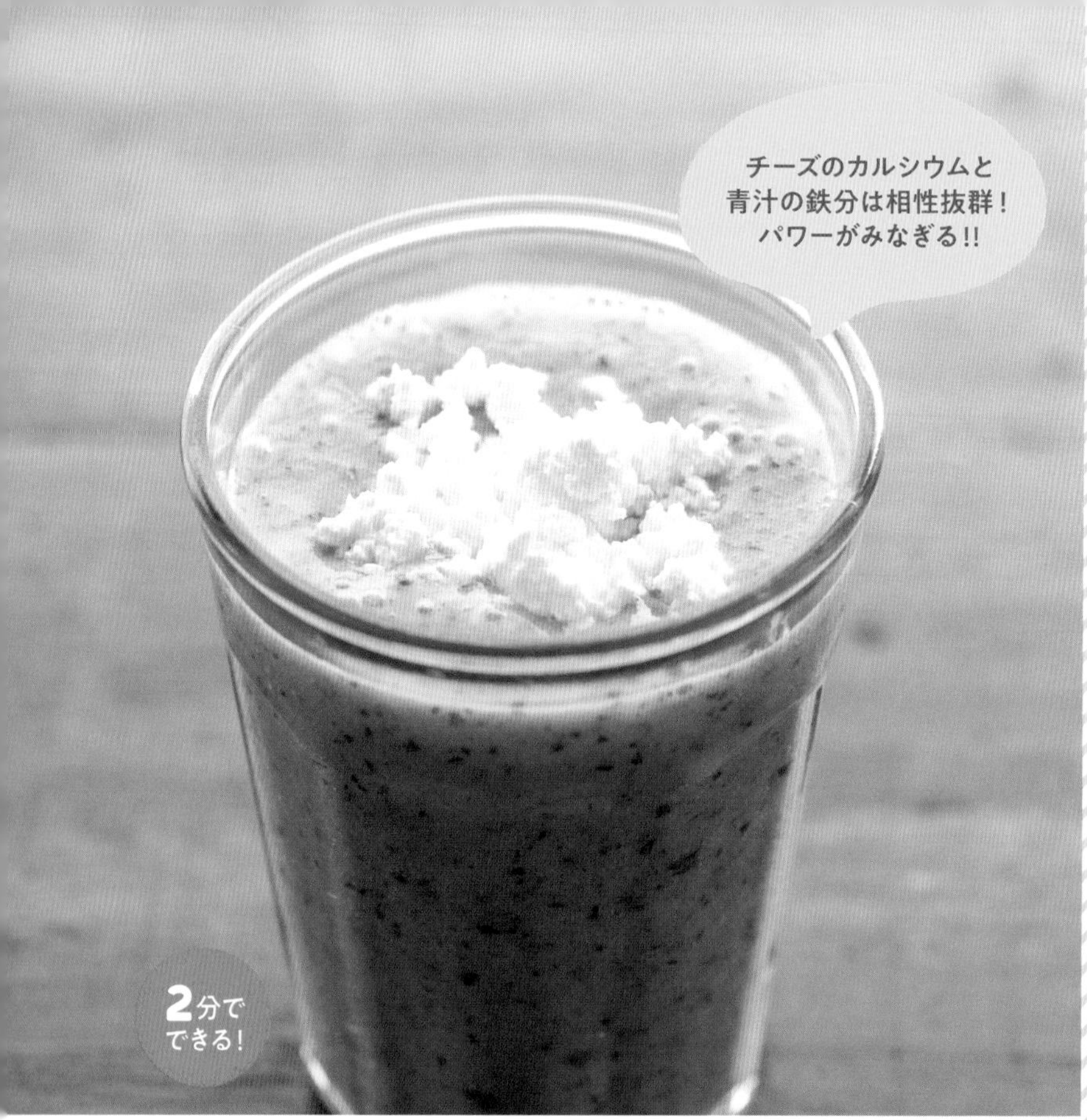
チーズのカルシウムと
青汁の鉄分は相性抜群！
パワーがみなぎる!!
2分で
できる！

ゴクゴク飲める
青汁バナナスムージー

1人分
246
kcal

材料 (1人分)

クラッシュバナナ… 1食分
小松菜… 1株 (35g)
水… 50mℓ
カッテージチーズ…大さじ1

作り方

1 クラッシュバナナとざく切りした小松菜、水をミキサーにかける

2 グラスに盛り、カッテージチーズをのせる

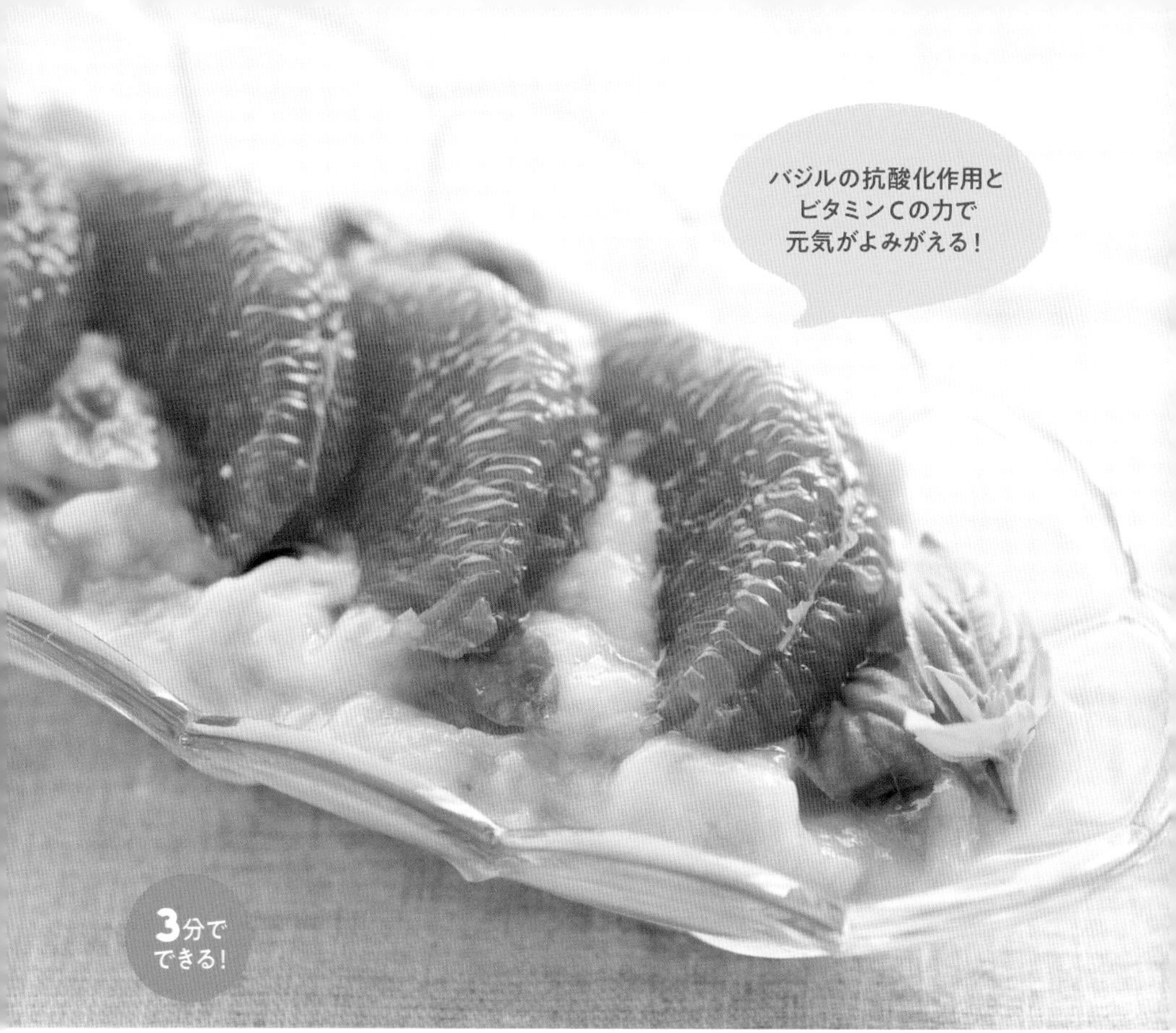
バジルの抗酸化作用と
ビタミンCの力で
元気がよみがえる！
3分で
できる！

爽快スパ甘！リフレッシュバナナ

1人分
267
kcal

材料（1人分）

クラッシュバナナ…1食分
バジル…1枝
グレープフルーツ…½個

作り方

1 クラッシュバナナとちぎったバジルを混ぜ、器に盛る

2 薄皮をむいたグレープフルーツをのせる

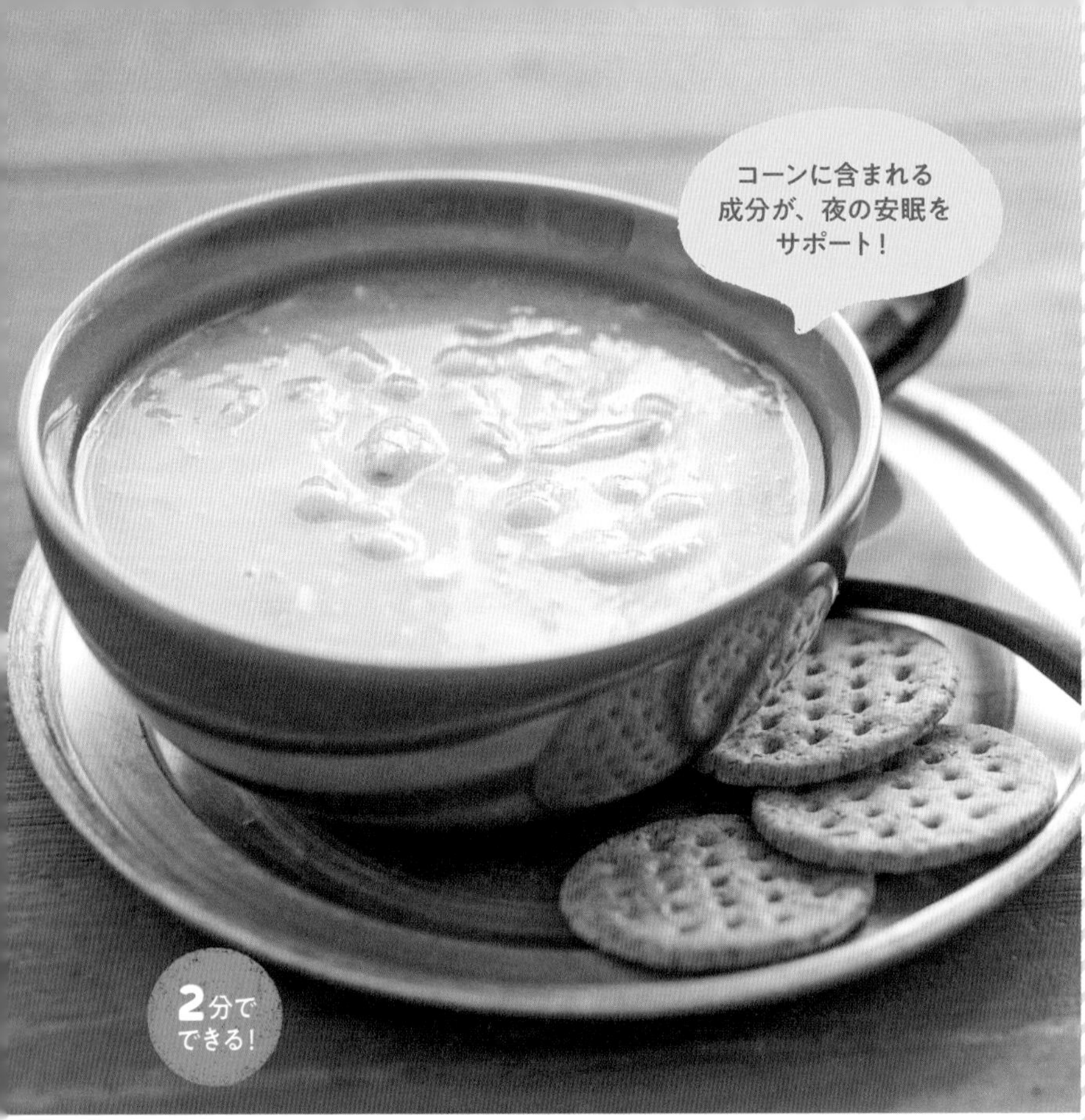
コーンに含まれる
成分が、夜の安眠を
サポート！
2分でできる！

やすらぎのバナコーンスープ

1人分 295 kcal

材料（1人分）

クラッシュバナナ…1食分
コーンスープ（粉末）
…1杯分
お湯…150㎖

作り方

1 クラッシュバナナは器に入れる
2 コーンスープをお湯で溶き、1に入れよく混ぜる

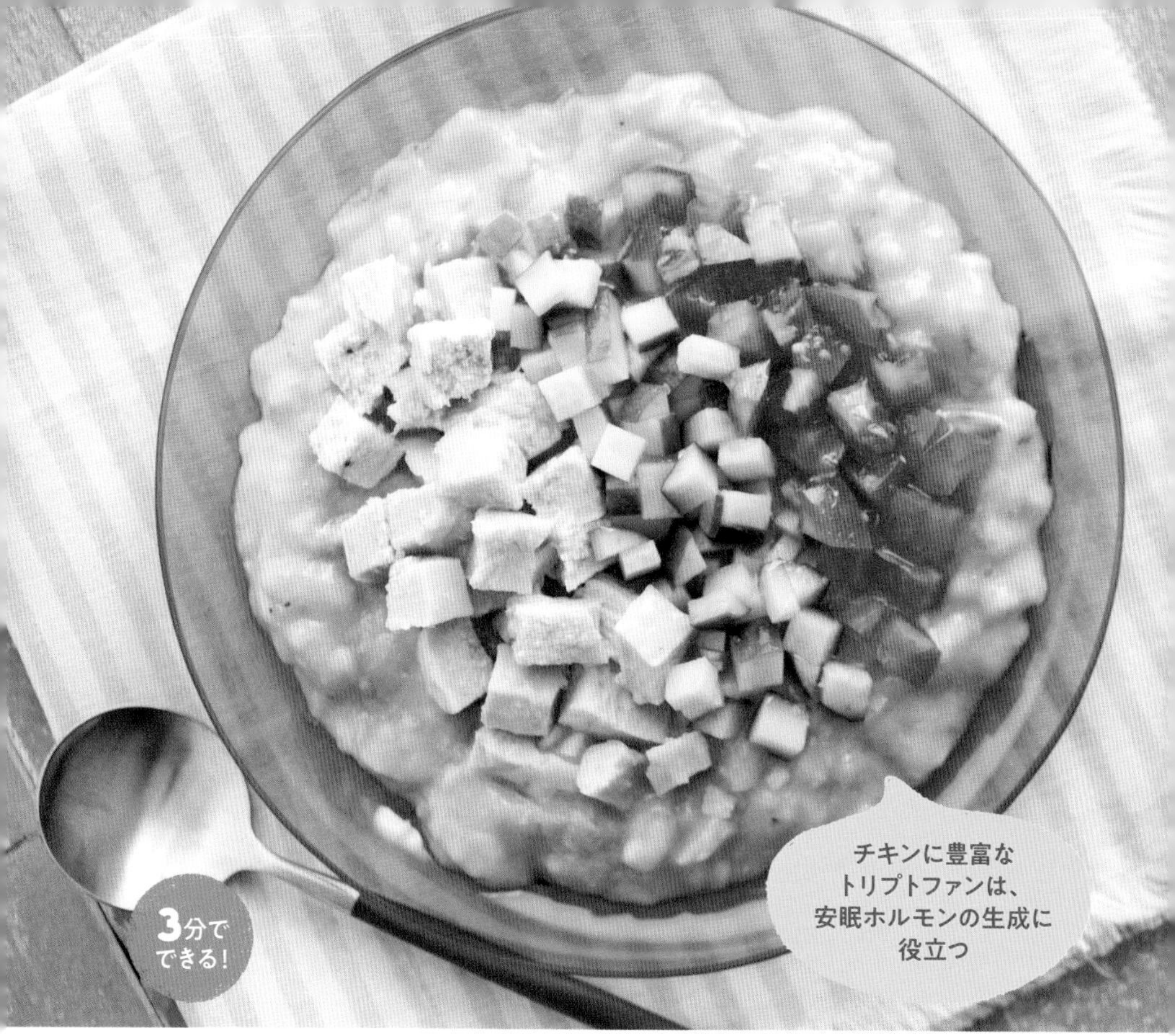
3分でできる!
チキンに豊富なトリプトファンは、安眠ホルモンの生成に役立つ

ペロリ満腹コブサラダ withクラッシュバナナ

1人分 340 kcal

材料 (1人分)

クラッシュバナナ…1食分
サラダチキン…½枚(50g)
きゅうり…⅓本
トマト…¼個
オリーブ油…小さじ1
塩…少々

作り方

1 クラッシュバナナは器に盛る
2 サラダチキン、きゅうり、トマトは細かく刻み盛り付ける
3 オリーブ油を回しかけ、塩をふる

＼バナナの代わりに♪／

おすすめのやせ朝食 3選

バナナに飽きたときなどには、こんな朝食もおすすめです。
善玉菌のエサとなる食物繊維がたっぷりで、いつもの食事に簡単に
プラスできる3品。もちろん、バナナと一緒に食べても効果倍増です。

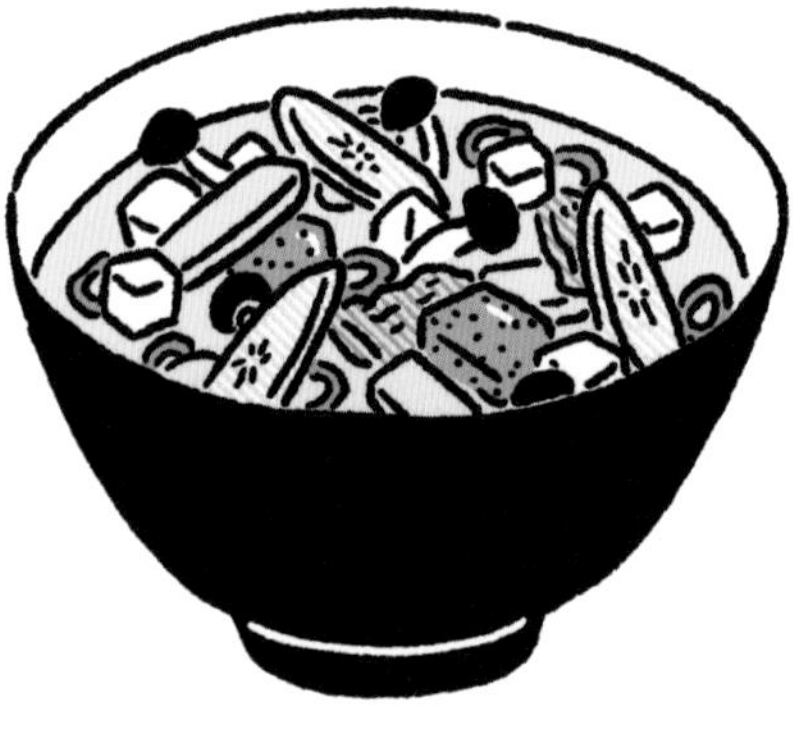

1 具だくさんのみそ汁

発酵食品のみそ＋海藻など
腸にうれしい食材てんこもり！

発酵食品のみそには腸内環境をよくする善玉菌が含まれていますし、食物繊維豊富な野菜やワカメなどの海藻類を入れれば食物繊維がとれます。また、温かいみそ汁は、ゆっくりと食べるので、早食い防止にもつながります。バナナ同様、最初にみそ汁を飲む「みそ汁ファースト」がおすすめ。

2 オートミール

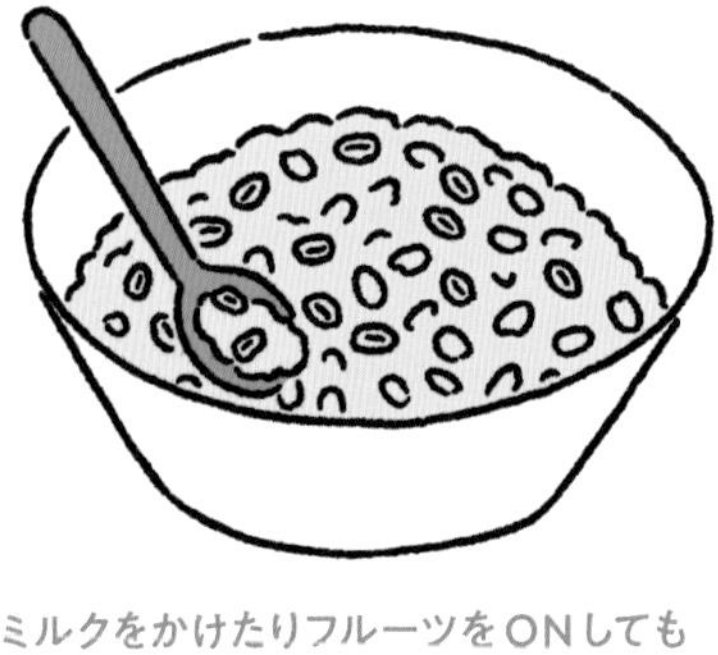

ミルクをかけたりフルーツをONしても
朝食に取り入れやすいお手軽食材

GI値が低いといわれるオートミール。「水溶性食物繊維」と「不溶性食物繊維」という2種類の食物繊維をとるのにぴったりです。また、ダイエット中に減りがちなミネラルもとれます。

3 もち麦

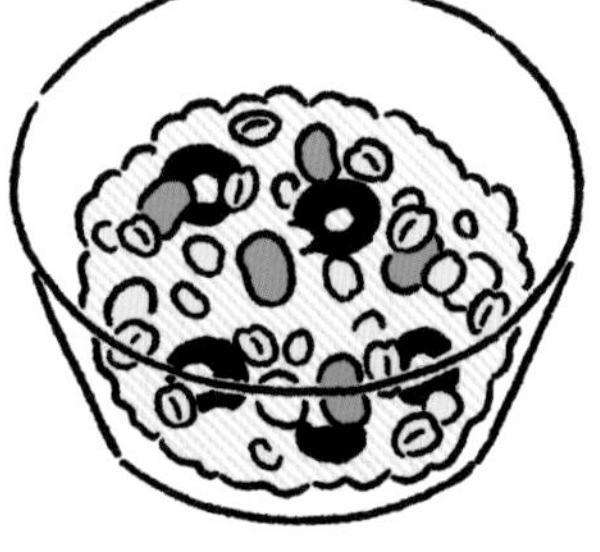

ごはんに混ぜるだけでなく、
スープやサラダに混ぜてもおいしい

もち麦もオートミール同様、「水溶性食物繊維」と「不溶性食物繊維」という2種類の食物繊維がとれるのでおすすめ。最初は白米7もち麦3など、白米に混ぜて食べるとよいでしょう。

PART 5

ダイエット界の新食材！

青バナナレシピで「モーニングバナナダイエット」をサポート

グリーンチップバナナや黄色いバナナでも、もちろんダイエット&腸活効果はあります。でも、もっと〝やせる食物繊維〟マシマシの「青バナナ」を取り入れれば、効果も増すはず！今まで知らなかった青バナナの実力を借りて、ダイエットをさらに成功へと近づけましょう。

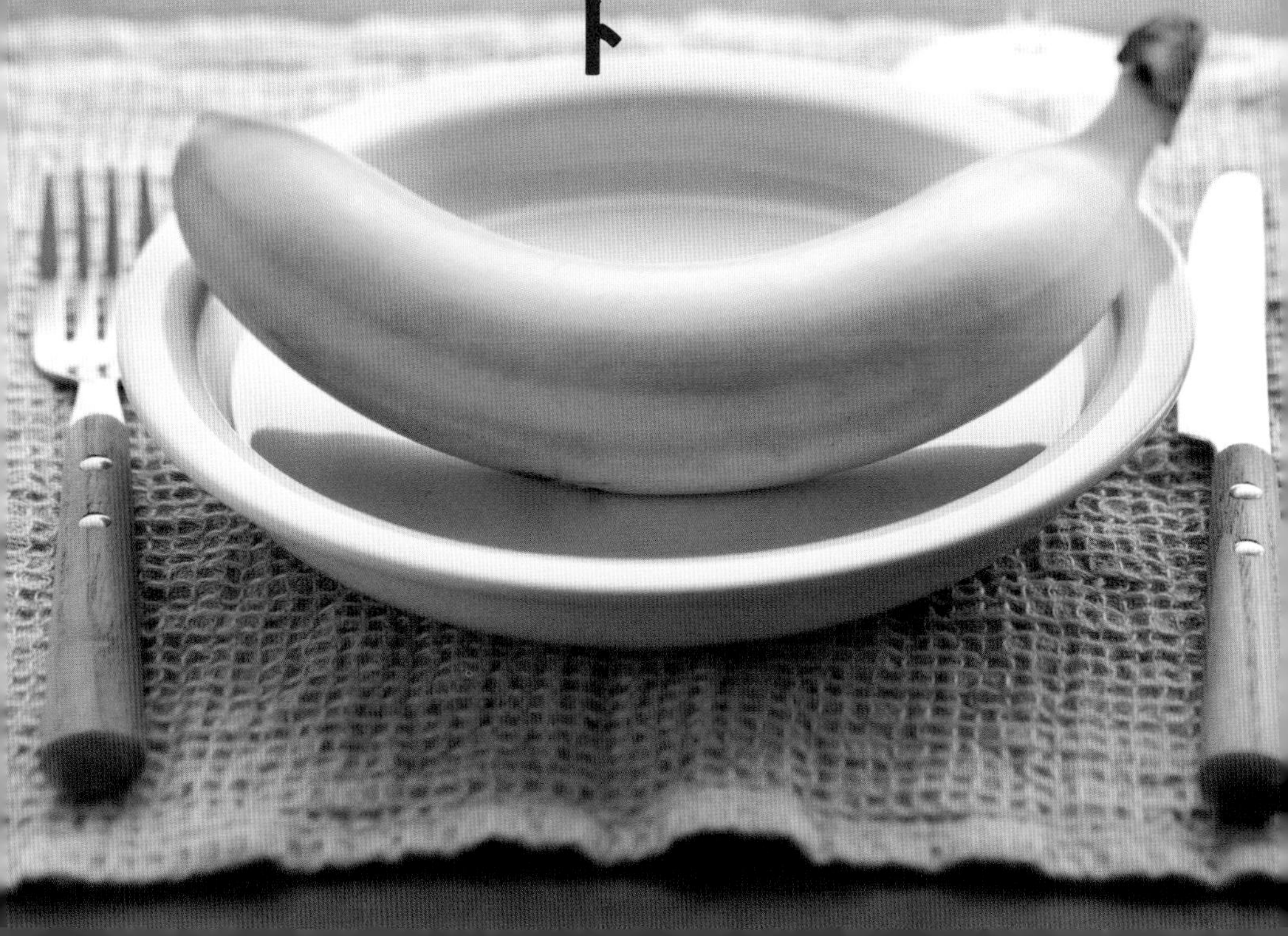

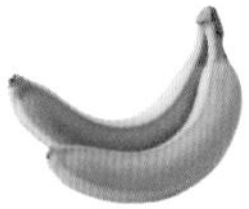

レジスタントスターチ「マシマシ」の青バナナとは

PART2で「グリーンチップバナナ」には、腸のお掃除をしてくれるレジスタントスターチやフラクトオリゴ糖が豊富なことをご紹介しました。

しかし、バナナは黄色く熟していくにしたがって、フラクトオリゴ糖が分解されていき、レジスタントスターチも含有量が減っていく、という研究結果があります。

「腸活ダイエットを目指すなら、青いバナナのほうが有効」といえるのです。

そこで、朗報。今までは、バナナは害虫対策のため青い状態で輸入され、日本で追熟加工してから売られていました。

それが最近、スーパーなどで、積極的に青いバナナを販売するところが増えてきたのです。

ダイエットに役立つ青バナナ、見かけたら手に取ってみませんか？

＼甘くない〝野菜バナナ〟！／

これが今注目の新しいダイエット食材青バナナ

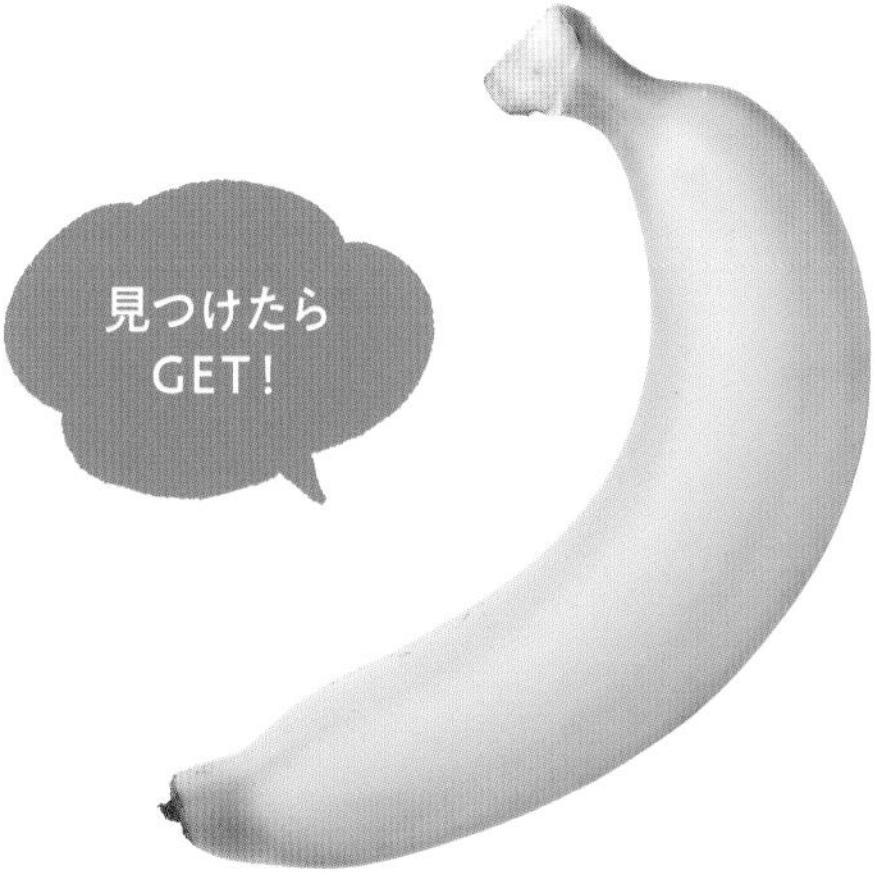

青バナナ

熟す前の硬いバナナは調理用に最適！

熟す前に収穫され、追熟させる前の状態です。黄色く熟してから店頭に出す場合も多いですが、青い状態で店頭に出す店も最近は増えてきています。腸活の強い味方・レジスタントスターチが多い青バナナは、見かけたら即GET！

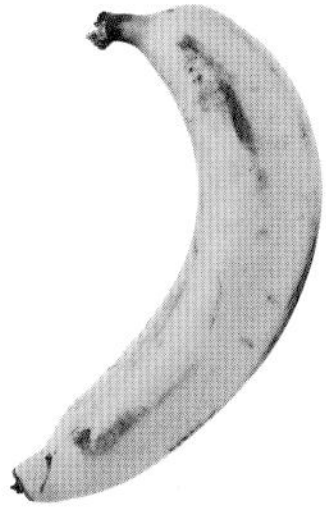

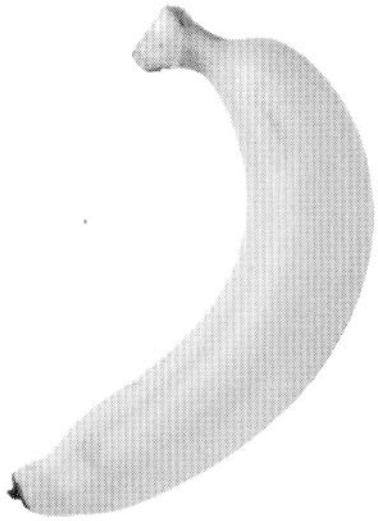

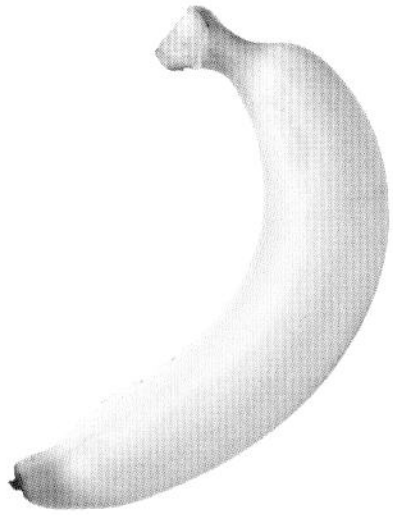

茶色バナナ

茶色いシュガースポットが全体に散る甘いバナナ

茶色いシュガースポットが全体に散って甘い香りを発散し、甘みとコクを最も感じられるタイプ。また、老化防止の効果を期待できるポリフェノールの含有量が、4つの中で最も豊富です。

黄色バナナ

最もよくみる熟した状態そのままで食べやすい

レジスタントスターチなどは減ってしまうものの、肌の調子を整えてくれるビタミンB群を含んでいるので、美肌効果を期待できます。ビタミンB群には脂肪燃焼を促進する働きも。

グリーンチップバナナ

茎の部分に緑色が残っているバナナ

上下の茎の部分に、青み（緑色）部分が残っているバナナです。少し硬めで甘みが強くないものの、レジスタントスターチ、フラクトオリゴ糖はまだ多く残っています。

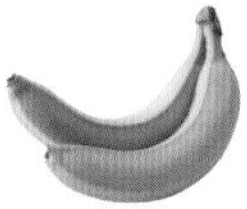

「モーニングバナナダイエット」のこれぞ裏ワザ！

レジスタントスターチが、ほかのバナナと比べて多く含まれている青バナナ。これを「モーニングバナナダイエット」に取り入れれば、よりその効果は期待できます。

今のところそこまで一般的ではないので、「継続」して行うという面では難しいところがあると思いますが、見つけた方は最高の「腸活ダイエットチャンス」です！

取り入れ方は簡単。

朝、昼、夕、どの食事でも構わないので、120ページからの青バナナレシピを食べるだけ。

朝に青バナナレシピを食べる方は、間食、もしくは夕食前に、グリーンチップのバナナを食べる、もしくは青バナナレシピを食べるというのでもよいでしょう。

朝にバナナを1本食べた方は、昼、夕の食事に青バナナレシピを試してください。

朝食にバナナを食べて、1日2本を守っていただければ、黄色でも青色でも構わないという考え方です。

ですが、青バナナは熟す前の状態なので、甘さがなく、食感も硬め。皮がむきにくいというのも難点の1つでしょう。

そこで、本書でおすすめするのが、次のページでご紹介する簡単な下処理法。電子レンジで加熱するだけの簡単作業ですが、このひと手間で、アクが抜け、味や調理しやすさがぜんアップします。

加熱することで、むきにくかった皮もスルリとはがせます。

また加熱した青バナナは、においや甘みをほとんど感じさせず、芋や栗を思わせる食感。黄色いバナナの甘みや香りと比べると、まるで別もの！ 青バナナは、果物ではなく、むしろ「野菜」と感じる味や食感なのです。

そのため、和洋中、どんな料理にも違和感なくマッチ。豚汁に入れれば里芋のよう、グリーンカレーに入れればタケノコかと思うほど、料理に無理なく溶け込んでくれますので、ぜひ一度試してみてください。

＼さまざまな料理に変幻自在！／

青バナナの下処理の仕方

熟していない青バナナは、そのままでは硬くアクも感じられます。
この下処理を行っておけば、皮も簡単にむけて調理もお手軽！
時間のあるときに処理しておけばいつでも食べられます。

1 耐熱皿に置く

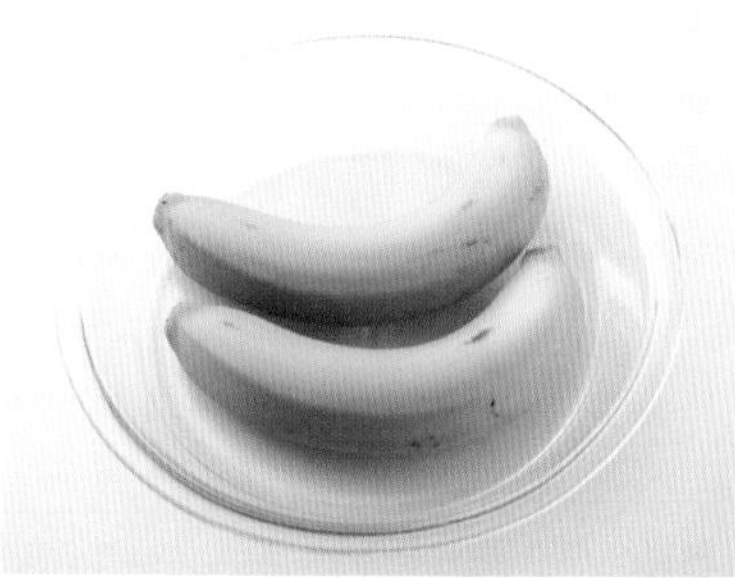

青バナナは、皮をむかずにそのまま、耐熱皿に置く。青バナナ2本ごと処理しておくと、調理するときに便利。

2 電子レンジで加熱

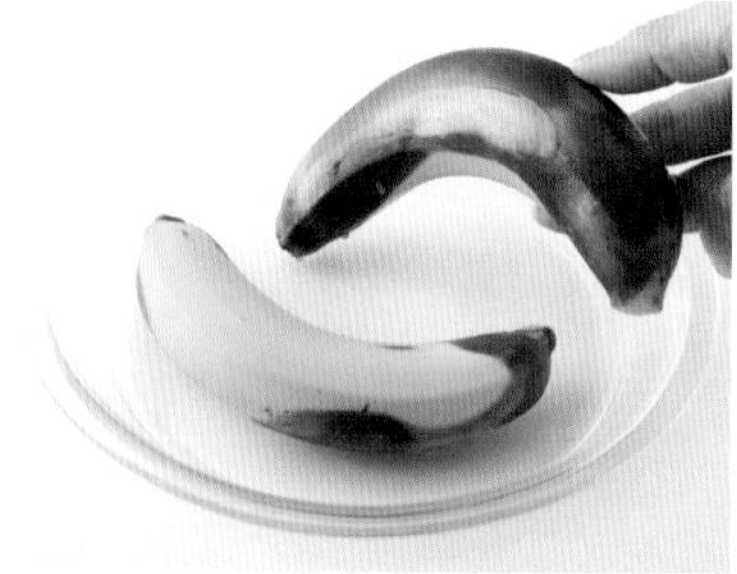

電子レンジ(600W)で1分30秒～2分加熱する。片側が黒く変色したらいったん取り出して、やけどに注意しながらバナナをひっくり返す。

3 両側が真っ黒になるまで加熱

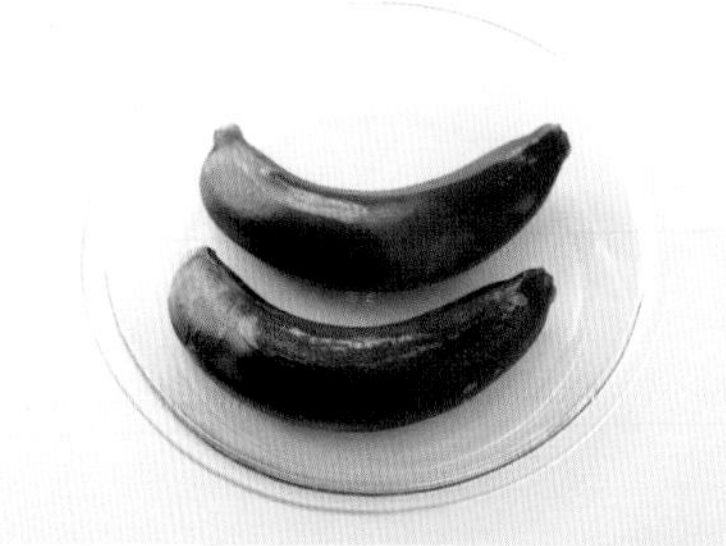

再度1分加熱。両側が黒くなるまで1分ずつ追加で加熱。アクを抜くため必ず中まで加熱する。色が変わったら冷水にとり、粗熱をとる。

RECOMMEND

時間があるときには、〝ゆでる〟のもおすすめ！

電子レンジ以外にも、たっぷりの湯をわかし、皮のまま青バナナを入れて10分ほどゆで、ほかは同様に皮をむいて調理したり、冷凍保存したりしてください。湯にさらすことで、えぐみに感じる成分なども流されるので、より食べやすくなります。時間があるときはトライしてみて。

たくさん作って冷凍保存したいなら

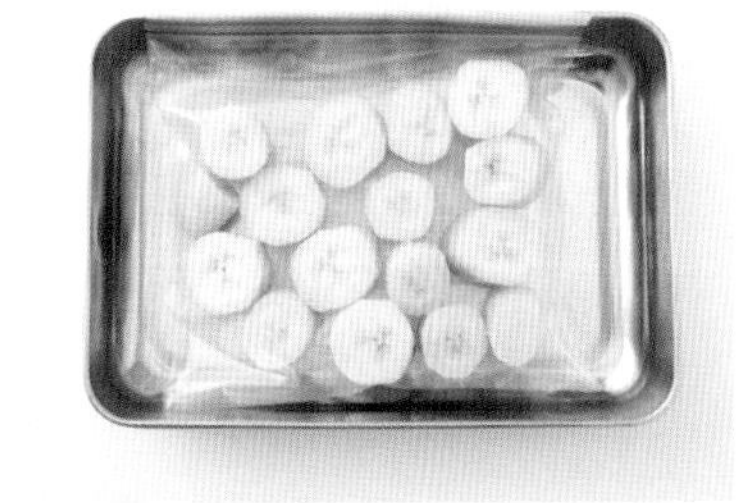

冷凍保存できる保存袋に入れ、冷凍庫へ。バットの上にのせて冷凍すれば急速冷凍でき、酸化や黒ずみを防げるので、おすすめ。

↓

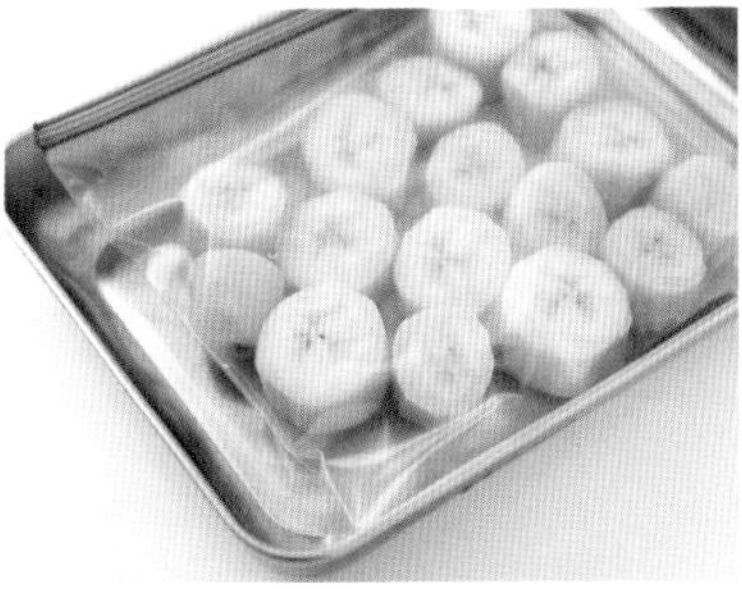

下処理して冷凍した青バナナは、冷凍庫で約2週間保存可能。加熱調理するときには、凍ったままで使えるのでとっても便利!

4 ひと口大に切る

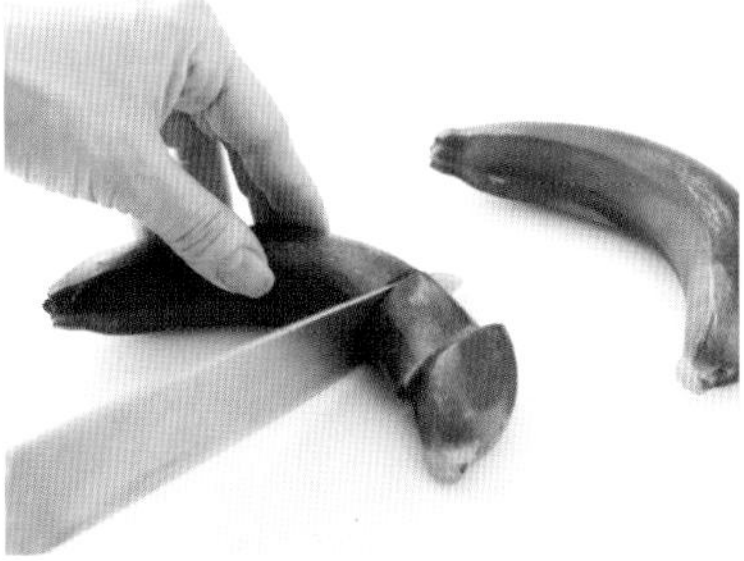

ひと口大に切ると、むきにくかった皮がむきやすくなる。ただ、メニューによって切り方を変えたいときは、レシピに合わせて切ってOK。

5 皮をむく

でき上がり

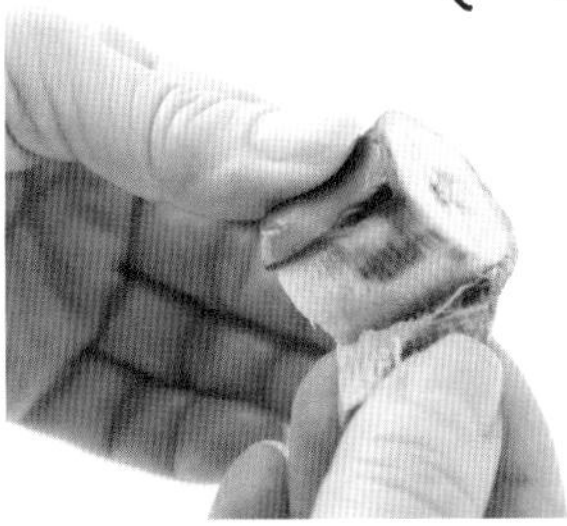

切ったバナナの皮をむく。加熱したことで、むきにくかった皮もスルリとむけるはず。このひと手間で、調理の際かなりの時短に。

これで下処理はでき上がり!
料理にこのまま使えます。
左のように冷凍保存した
ものを調理する場合は、凍ったままで
料理してしまってOK!
加熱せず生食したいときだけ、
電子レンジ(600W)で1分ほど
解凍してください

次ページから、青バナナを使ったダイエットメニューを紹介します。簡単でヘルシー、腸活にも最適な青バナナ料理にぜひチャレンジ!

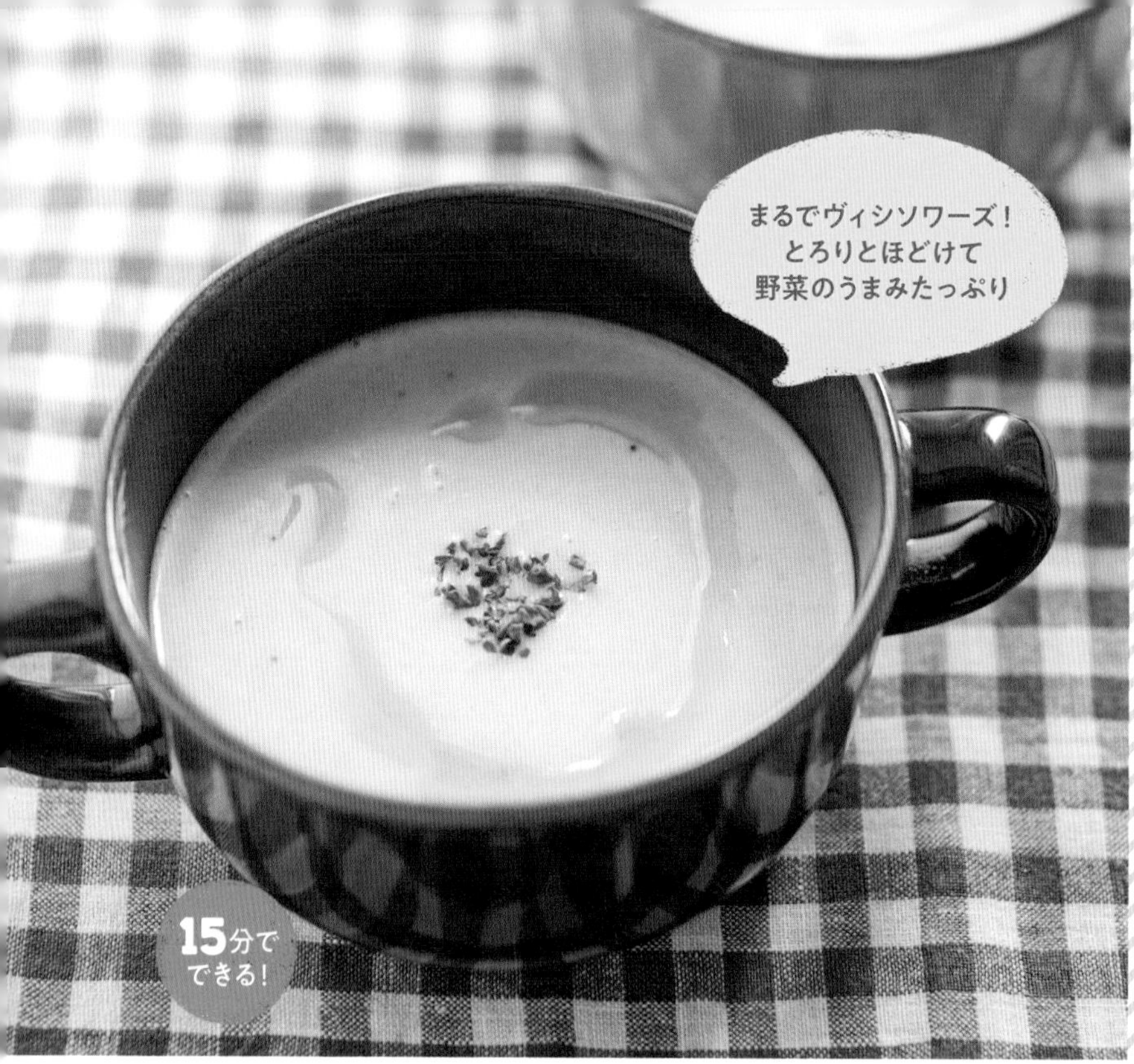
まるでヴィシソワーズ！
とろりとほどけて
野菜のうまみたっぷり
15分で
できる！

青バナナの
心ほかほかポタージュ

材料　（2人分）

青バナナ… 2本
玉ねぎ… ¼個
オリーブ油…小さじ1
水… 150㎖
牛乳… 200㎖
コンソメ… 1個
ローリエ… 1枚
塩・こしょう…各少々
パセリ…適量

作り方

1 青バナナは下処理をして適当な大きさに切る。玉ねぎは薄切りにする

2 鍋にオリーブ油を入れて熱し1を炒める。

3 玉ねぎがしんなりしたら水と牛乳、コンソメ、ローリエを入れてふたをして10分煮る

4 ローリエを取り出し、ミキサーにかけて塩・こしょうで味を調え、刻んだパセリをふり、オリーブ油（分量外）をかける

※調理時間に、青バナナの下処理の時間は含まれていません。

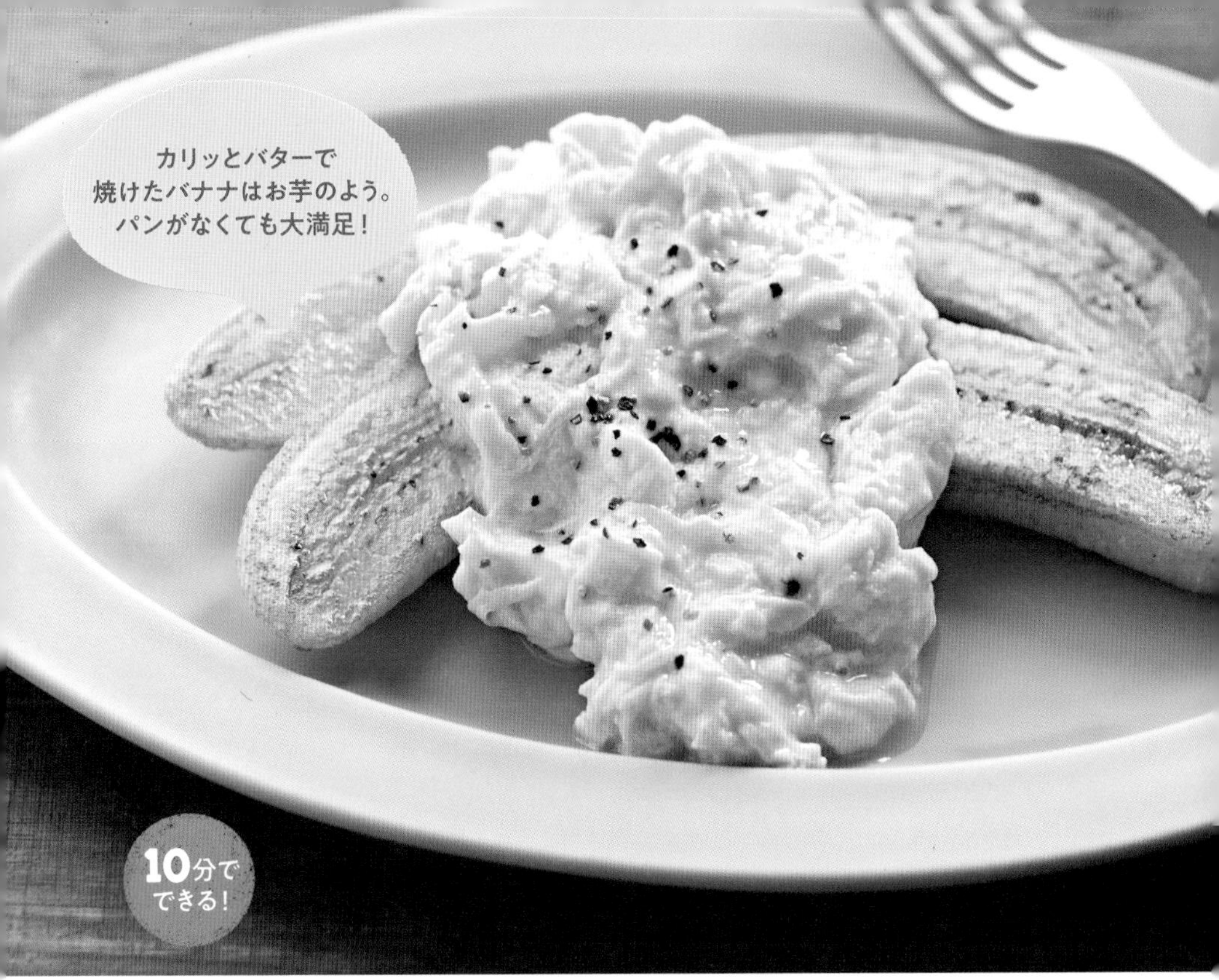
カリッとバターで
焼けたバナナはお芋のよう。
パンがなくても大満足！
10分でできる！

焼きバナナのトロトロ卵

材料（2人分）

青バナナ…2本
A 卵…2個
A 牛乳…大さじ2
A 塩…ひとつまみ
バター…10g
塩・こしょう…各少々
黒こしょう…適量

作り方

1 青バナナは下処理をして縦半分に切る。Aはボウルで混ぜ合わせておく
2 フライパンにバターの半量を入れて溶かし、バナナを焼く。両面、焼き色がつくまで焼いたら塩・こしょうで味を調え器に盛る
3 フライパンに残りのバターを入れて溶かし、1の卵液を一気に入れ、菜箸をゆっくり回しながら半熟になるまで焼く
4 青バナナに卵をのせて黒こしょうをふる

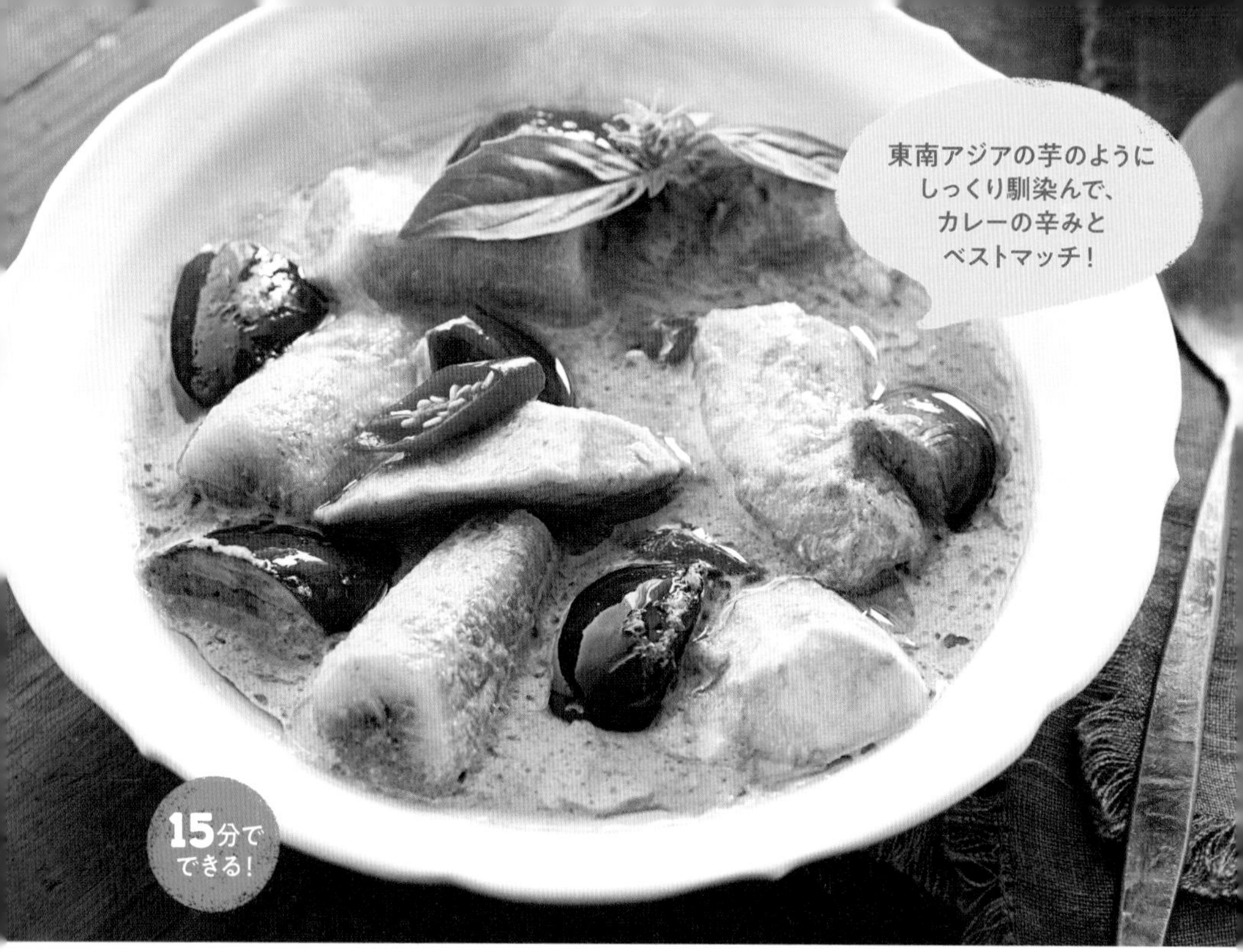
東南アジアの芋のように
しっくり馴染んで、
カレーの辛みと
ベストマッチ！
15分で
できる！

グリーンバナカレー

材料　(2人分)

青バナナ…2本
鶏むね肉…½枚
なす…1本
サラダ油…大さじ1
グリーンカレーペースト…50g
ココナッツミルク…½缶
水…100㎖
ナンプラー…大さじ½
みりん…大さじ1
バジルの葉…適量
赤トウガラシ（生）…少々

作り方

1 青バナナは下処理をしてひと口大に切る。鶏むね肉はそぎ切りに、なすは乱切りにする

2 フライパンにサラダ油を入れて熱し、グリーンカレーペーストを炒める。香りが出たらココナッツミルクと水を少量ずつ加え、焦がさないようにかき混ぜながら煮立たせる

3 沸騰したら1の具材をすべて投入し、ナンプラーとみりんで味を調え、野菜に火が通るまで10分煮る

4 器に盛り付け、バジルの葉とスライスした赤トウガラシを添える

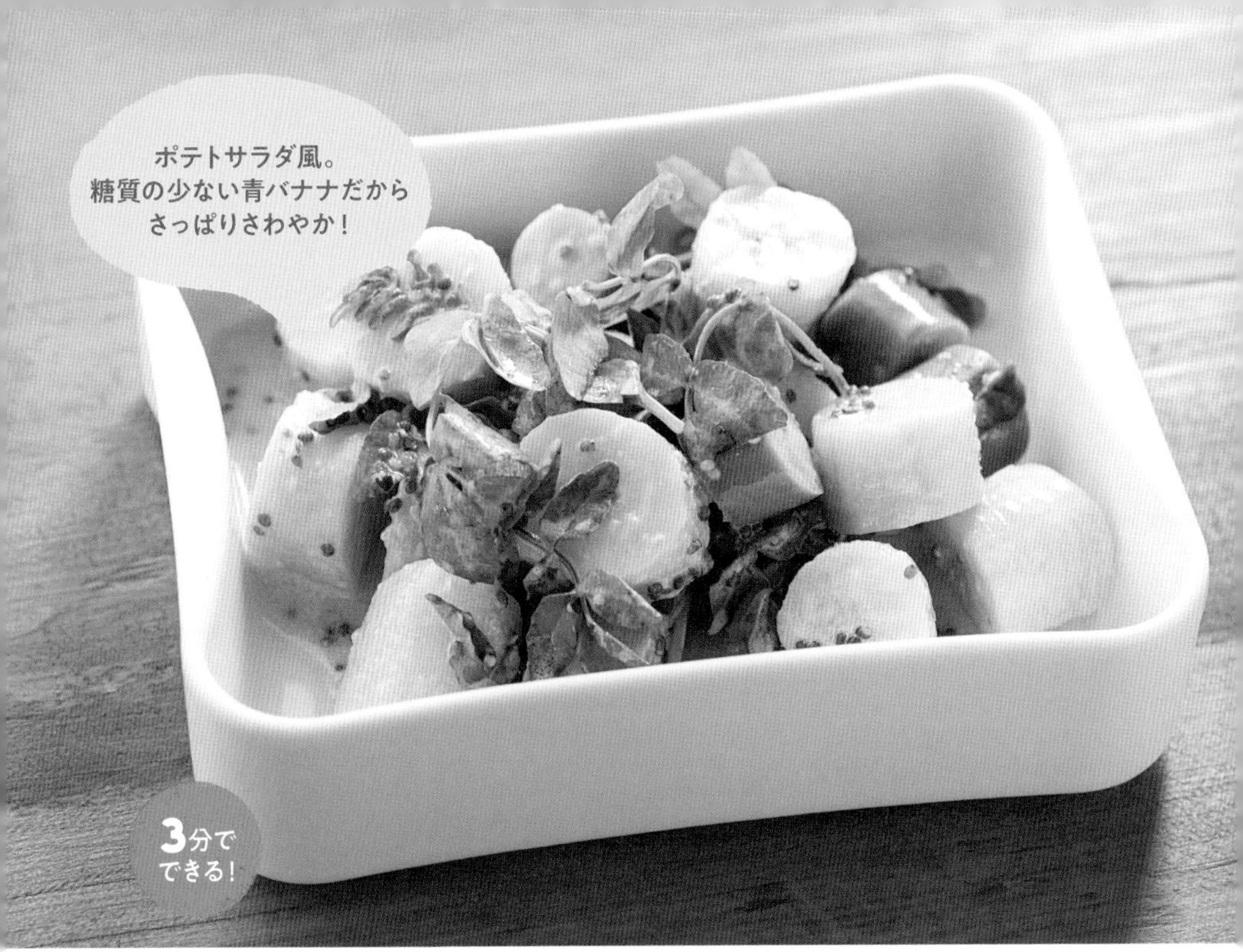
ポテトサラダ風。
糖質の少ない青バナナだから
さっぱりさわやか！
3分でできる！

ジャーマン青バナナサラダ

材料（2人分）

青バナナ…2本
ソーセージ…3本
クレソン…1枝

A
酢…大さじ1
オリーブ油…大さじ1
粒マスタード…大さじ1
マヨネーズ…大さじ½
メープルシロップ
…小さじ½

作り方

1 青バナナは下処理をしてひと口大に切る。ソーセージは1cmの厚さに切り、電子レンジ（600W）で1分加熱して冷ます。クレソンはざく切りにする

2 **1**を混ぜあわせて器に盛る。**A**をボウルで合わせよく混ぜて加える

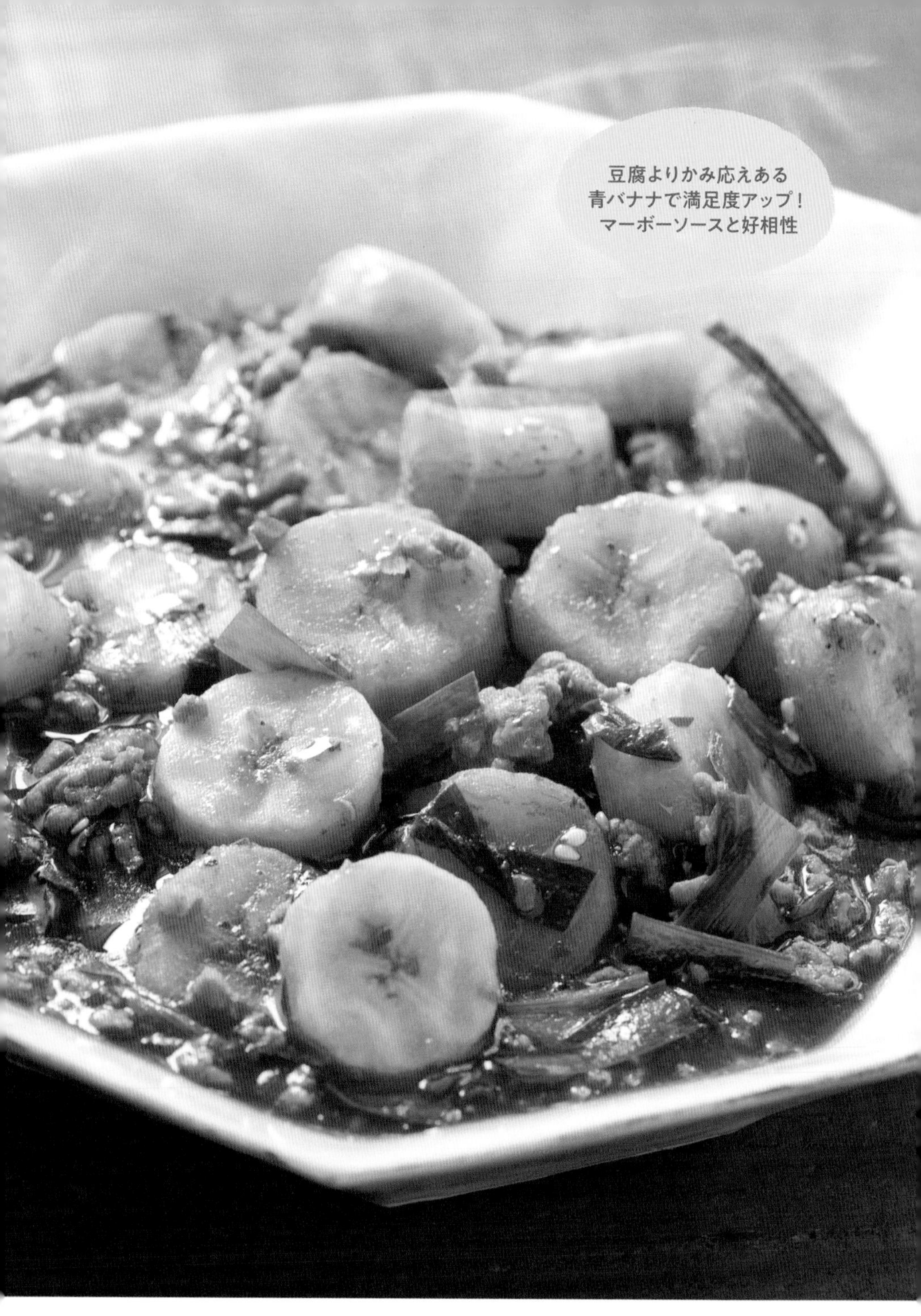
豆腐よりかみ応えある
青バナナで満足度アップ！
マーボーソースと好相性

マーボーバナナ

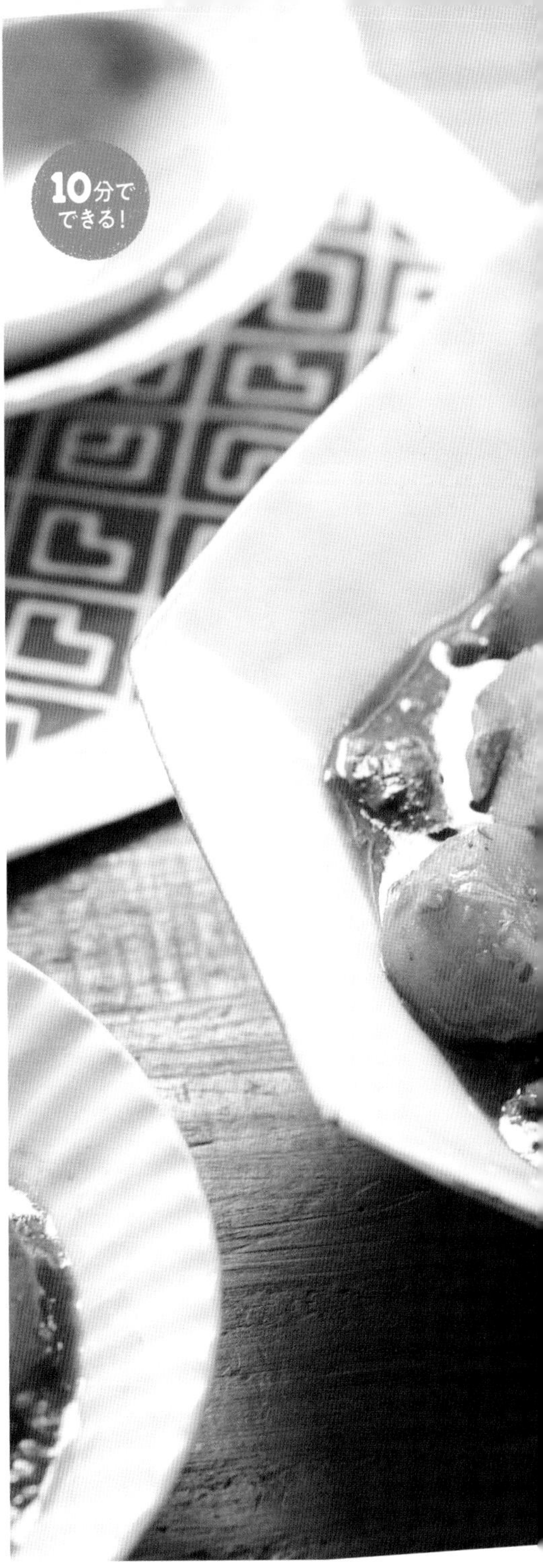

材料（2人分）

青バナナ…2本
にら…5〜6本
サラダ油…小さじ1
豚挽き肉…80g
豆板醤《トウバンジャン》…小さじ2
鶏がらスープ…150㎖（水150㎖＋鶏がらスープの素小さじ1）
しょうゆ…大さじ2
水溶き片栗粉…適量
ラー油…大さじ½

作り方

1 青バナナは下処理をして輪切りにする。にらは1㎝の長さに切る

2 フライパンにサラダ油を入れて熱し、豚挽き肉を炒める。肉に火が通ったら豆板醤を加えなじむよう炒める

3 青バナナ、鶏がらスープ、しょうゆを加えて弱めの中火で5分煮る

4 にらを加えてサッと炒めたら水溶き片栗粉でとろみをつける。ラー油をかける

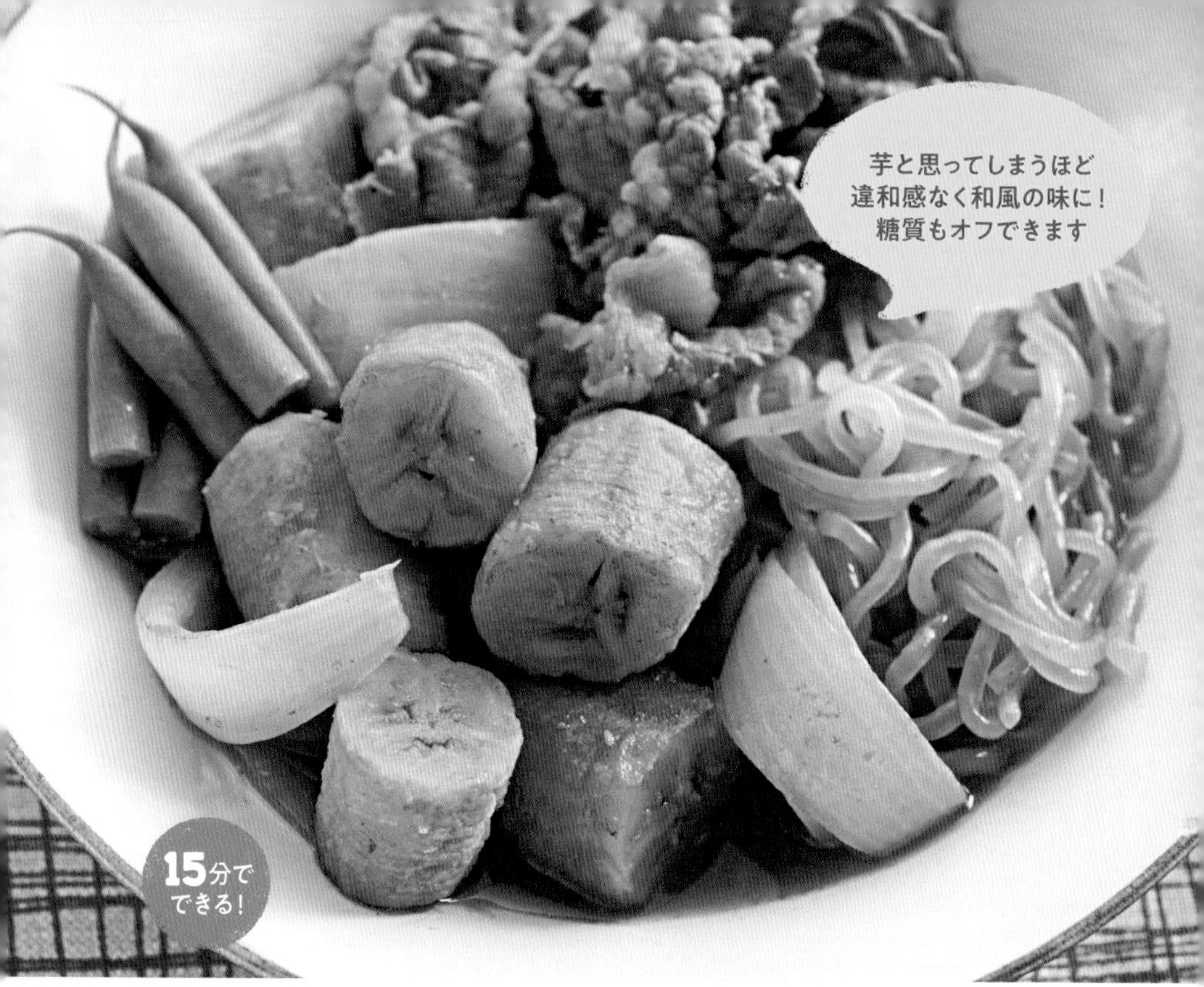
芋と思ってしまうほど
違和感なく和風の味に！
糖質もオフできます
15分で
できる！

肉じゃが風青バナナ煮込み

材料（2人分）

青バナナ…2本
玉ねぎ…½個
いんげん…5〜6枚
しらたき（あく抜き済）
…小1パック（000g）
サラダ油…小さじ1
だし汁…1カップ
牛薄切り肉…150g
A しょうゆ…大さじ2
A みりん…大さじ2
A 酒…大さじ1

作り方

1 青バナナは下処理をしてひと口大に切る。玉ねぎはくし切り、いんげんはへたを取り、3等分に切る。しらたきはざく切りにする

2 鍋にサラダ油を入れて熱し、青バナナと玉ねぎをさっと炒める

3 だし汁を入れ、沸騰してきたら牛肉をほぐしながら入れる。鍋を傾けながらあくをすくう

4 しらたきを入れたらAを入れ落としぶたをし、弱く沸騰している状態の火加減で10分煮る

5 いんげんを加えて30秒ほどしたら火を止め、器に盛る

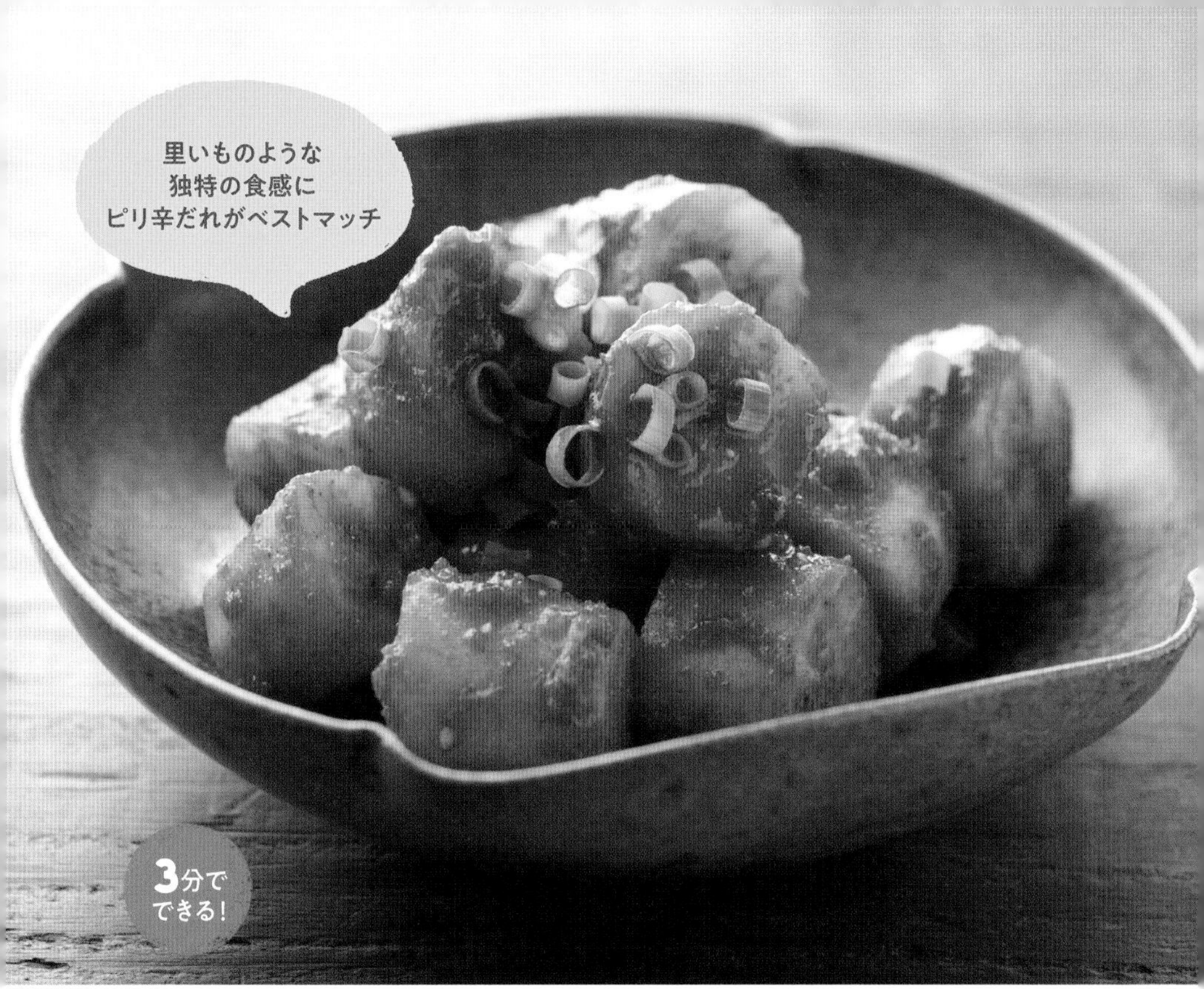
里いものような
独特の食感に
ピリ辛だれがベストマッチ
3分でできる!

韓国風ごま和え

材料 (2人分)

青バナナ…2本

A
- コチュジャン…大さじ1
- ナンプラー…大さじ1
- 水…大さじ½
- しょうが(すりおろし)…小さじ½
- にんにく(すりおろし)…少々
- すりごま…小さじ1
- ごま油…小さじ1

万能ねぎ(小口切り)…適量

作り方

1 青バナナは下処理をしてひと口大に切る

2 ボウルにAと1を入れて和え、器に盛る。最後に万能ねぎを散らす

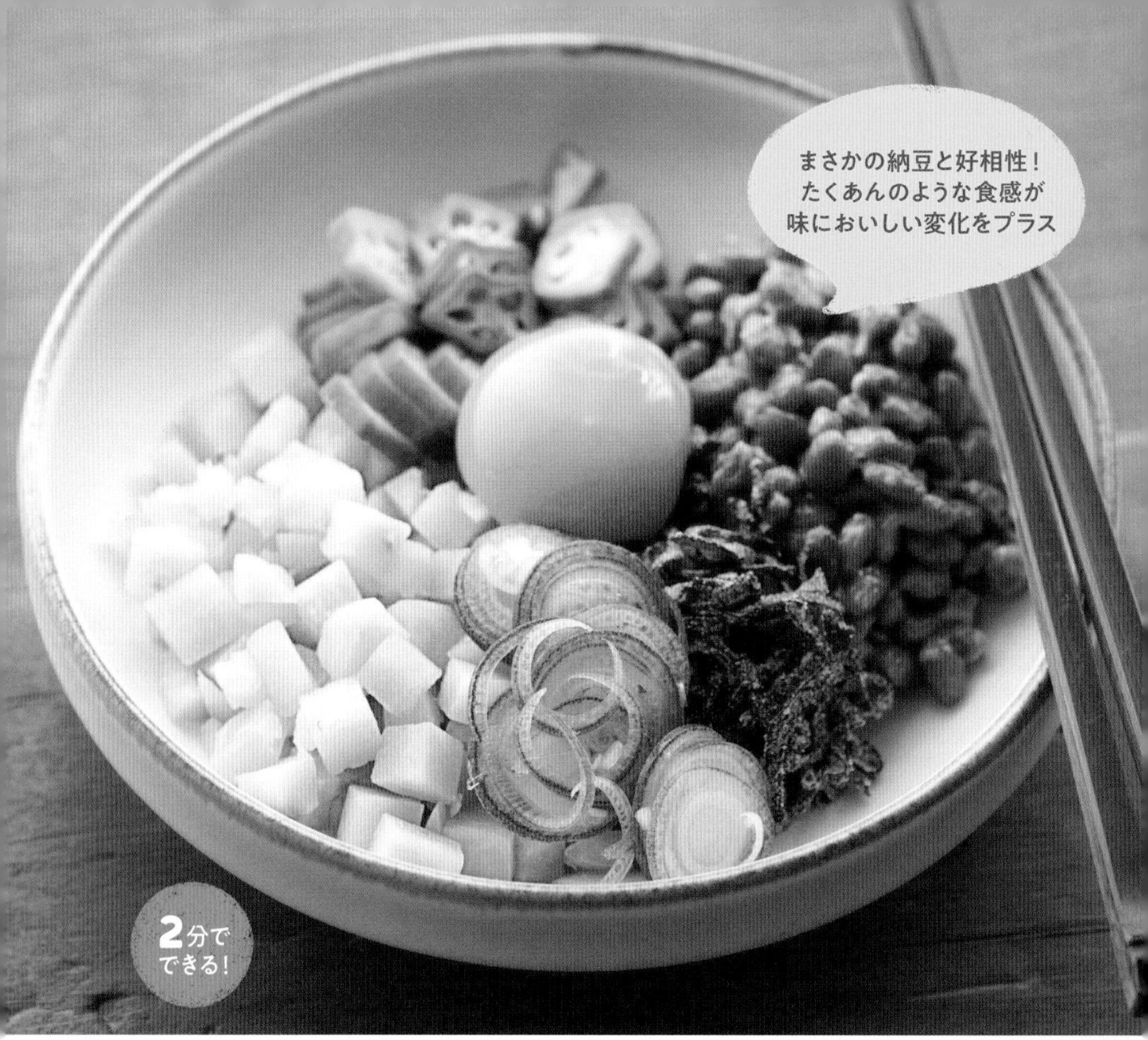
まさかの納豆と好相性！
たくあんのような食感が
味においしい変化をプラス
2分でできる！

腸活バクダンバナナ

材料　(2人分)

青バナナ…2本
納豆…2パック
塩昆布…大さじ1(5g)
おくら(ゆでて輪切り)…4本
みょうが(輪切り)…1個
卵黄…2個

作り方

1 青バナナは下処理をして5㎜角に切る

2 器に1とほかの材料をそれぞれ盛り付け、卵黄をのせ、納豆に添付されているたれをかける

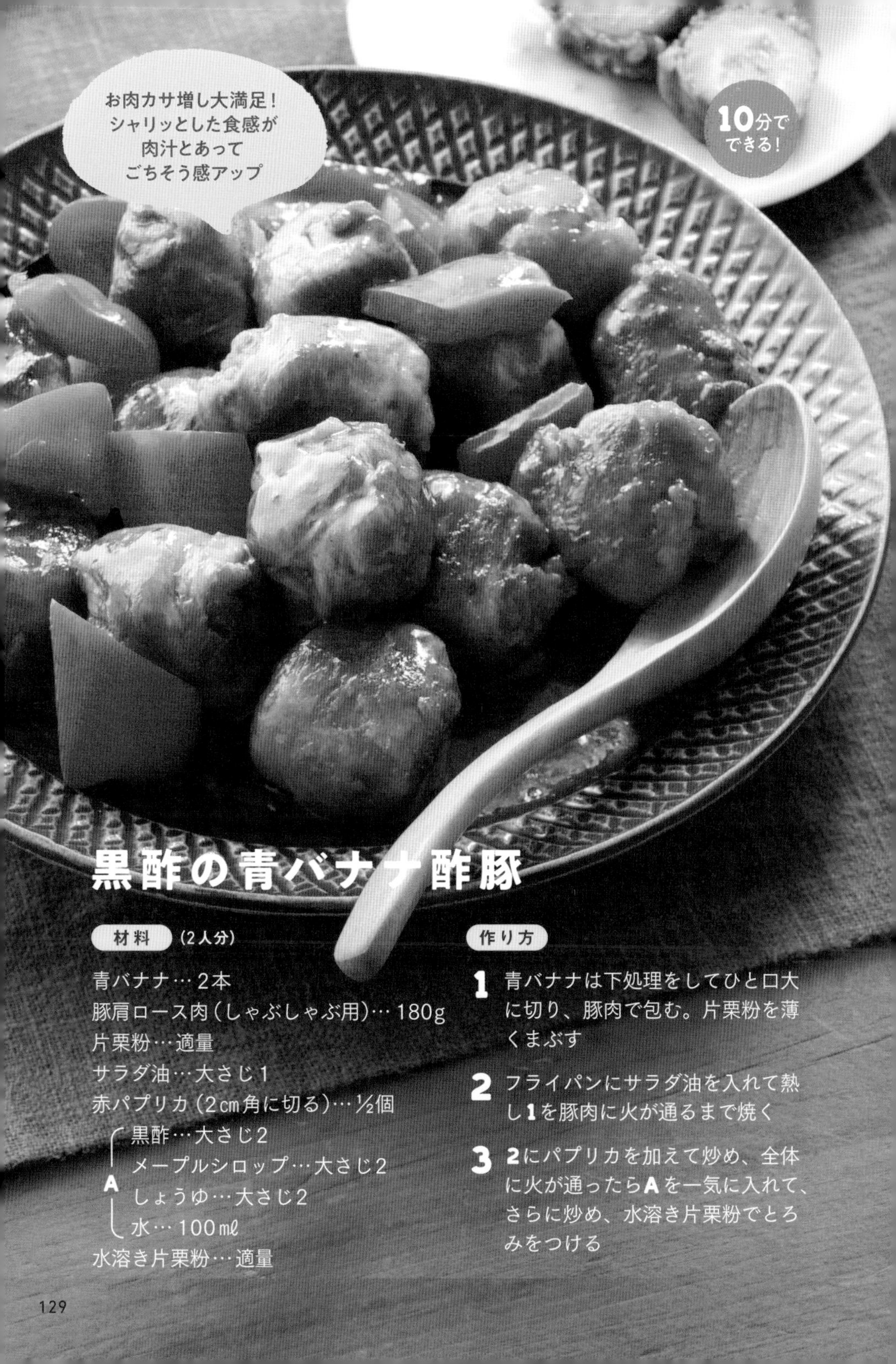

お肉カサ増し大満足！
シャリッとした食感が
肉汁とあって
ごちそう感アップ

10分で
できる！

黒酢の青バナナ酢豚

材料（2人分）

青バナナ…2本
豚肩ロース肉（しゃぶしゃぶ用）…180g
片栗粉…適量
サラダ油…大さじ1
赤パプリカ（2㎝角に切る）…½個
A
- 黒酢…大さじ2
- メープルシロップ…大さじ2
- しょうゆ…大さじ2
- 水…100㎖

水溶き片栗粉…適量

作り方

1 青バナナは下処理をしてひと口大に切り、豚肉で包む。片栗粉を薄くまぶす

2 フライパンにサラダ油を入れて熱し**1**を豚肉に火が通るまで焼く

3 **2**にパプリカを加えて炒め、全体に火が通ったら**A**を一気に入れて、さらに炒め、水溶き片栗粉でとろみをつける

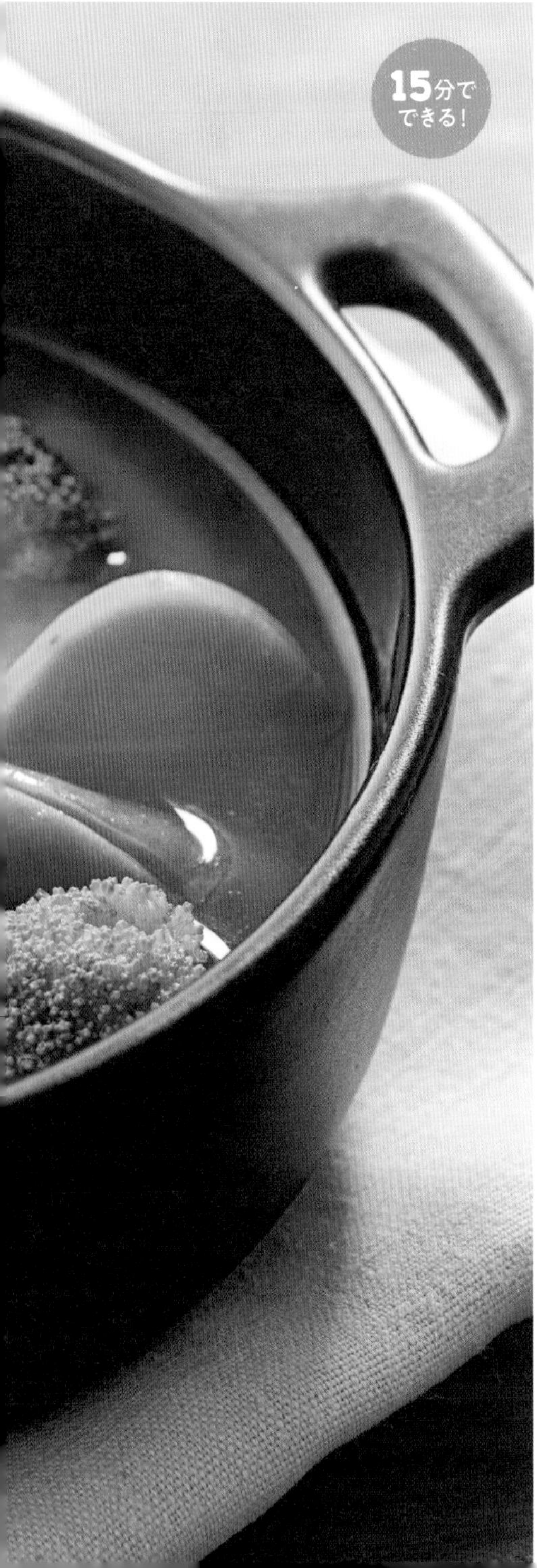

バナナポトフ

材料 (2人分)

青バナナ… 2本
玉ねぎ…¼個
にんじん…⅕本
ソーセージ… 4本
ブロッコリー… 4房
ローリエ… 1枚
コンソメ(固形)… 1個
水… 500㎖
塩・こしょう…各少々

作り方

1. 青バナナは下処理をして縦半分に切ってから2等分する。玉ねぎはくし形切り、にんじんは輪切り、ソーセージは斜めに切り込みを入れる。ブロッコリーは小房に分ける
2. 鍋に1とローリエ、コンソメ、水を入れふたをして10分中火で煮る
3. 塩・こしょうで味を調える

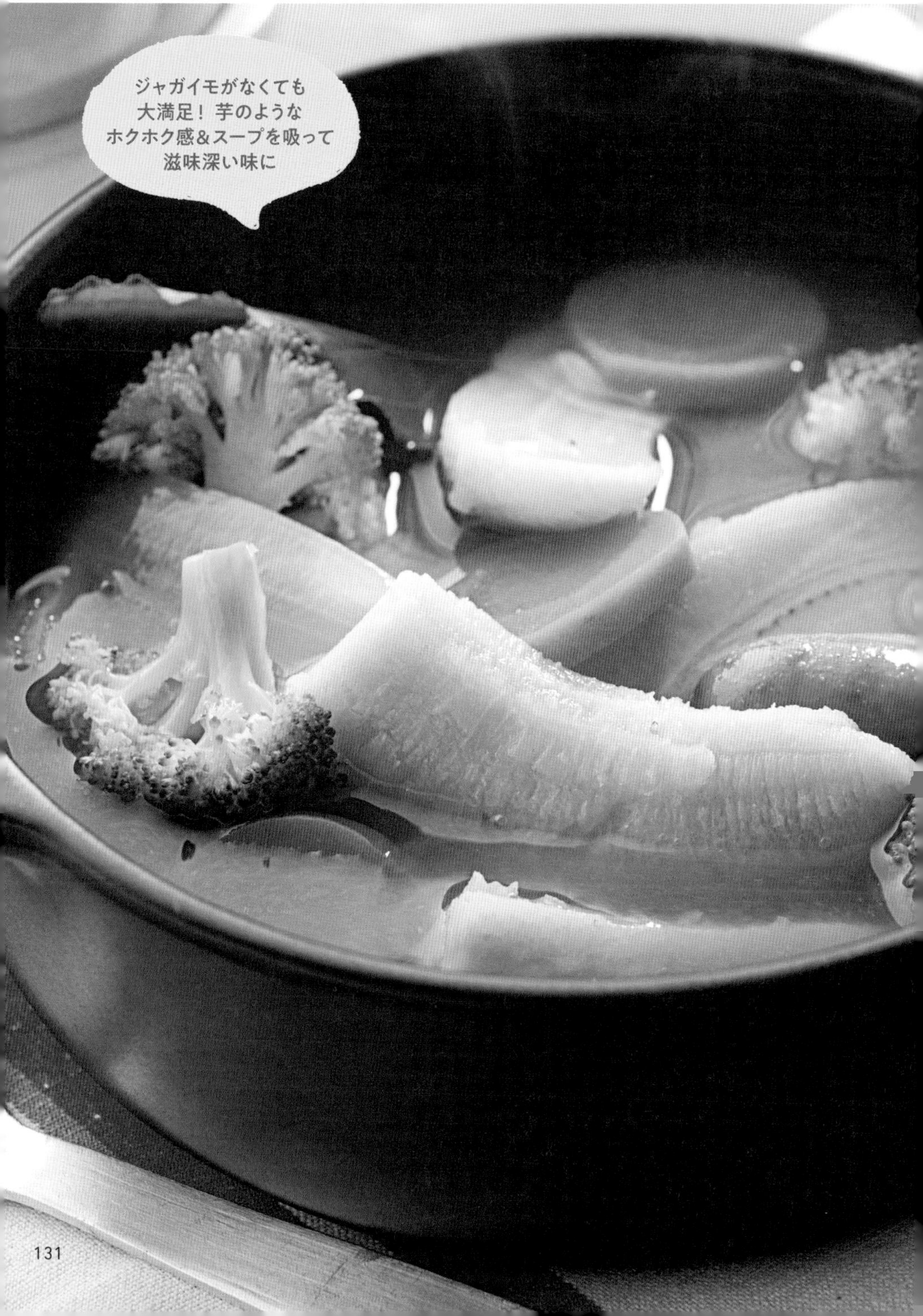
ジャガイモがなくても
大満足！ 芋のような
ホクホク感＆スープを吸って
滋味深い味に

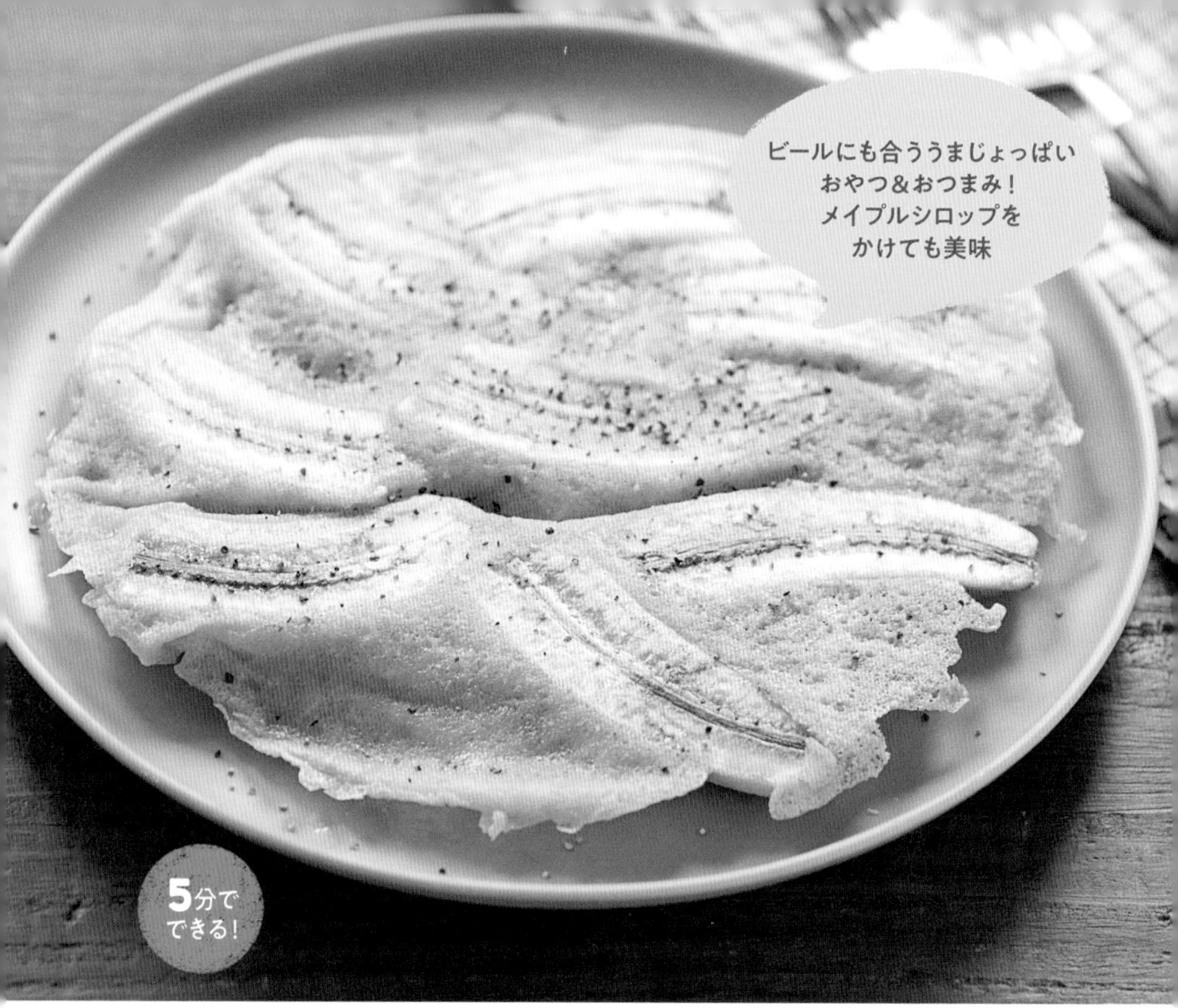
ビールにも合ううまじょっぱい
おやつ&おつまみ!
メイプルシロップを
かけても美味
5分でできる!

青バナナのチーズ焼き

材料 (2人分)

青バナナ… 2本
ピザ用チーズ… 50g
黒こしょう…少々

作り方

1 青バナナは下処理をして縦半分に切ってから2等分し、切り口を下にしてフライパンに並べる

2 チーズを散らして中火にかけ、チーズが溶けて縁がカリっとするまで3~4分焼く

3 フライパンに皿をかぶせて裏返して器に盛り、黒こしょうをふる

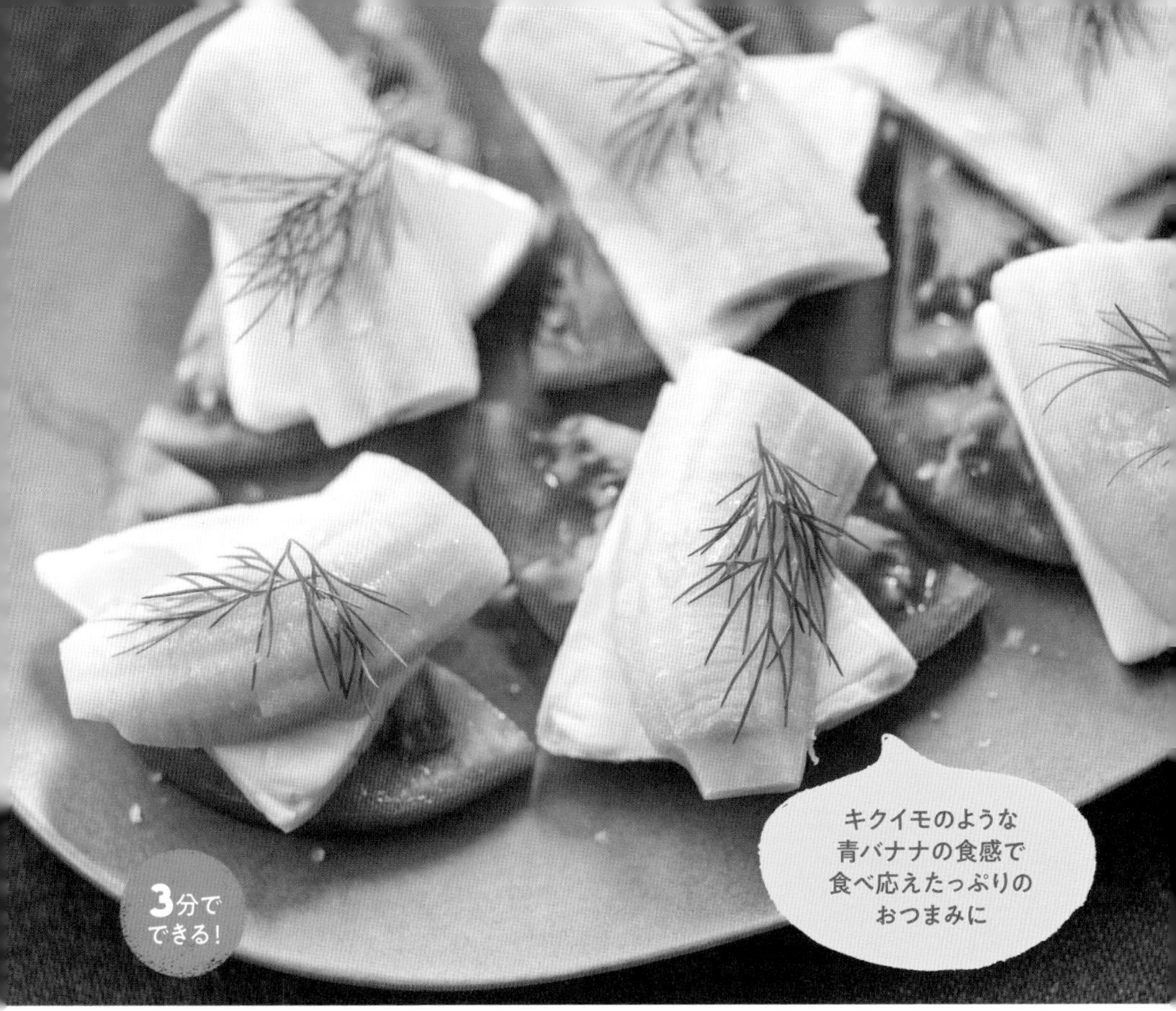
キクイモのような
青バナナの食感で
食べ応えたっぷりの
おつまみに
3分で
できる!

青バナナとトマトのカプレーゼ

材料 (2人分)

青バナナ…2本
トマト…1個
プロセスチーズ…6個
ディル…適量
塩…少々
オリーブ油…少々

作り方

1 青バナナは下処理をして縦に半分に切ってから3等分に切る。トマトはヘタを取り、半月切りにする。プロセスチーズは厚みを半分に切る

2 トマト、チーズ、青バナナの順に重ねて器に盛り、ちぎったディルを散らし、塩をふり、オリーブ油を回しかける

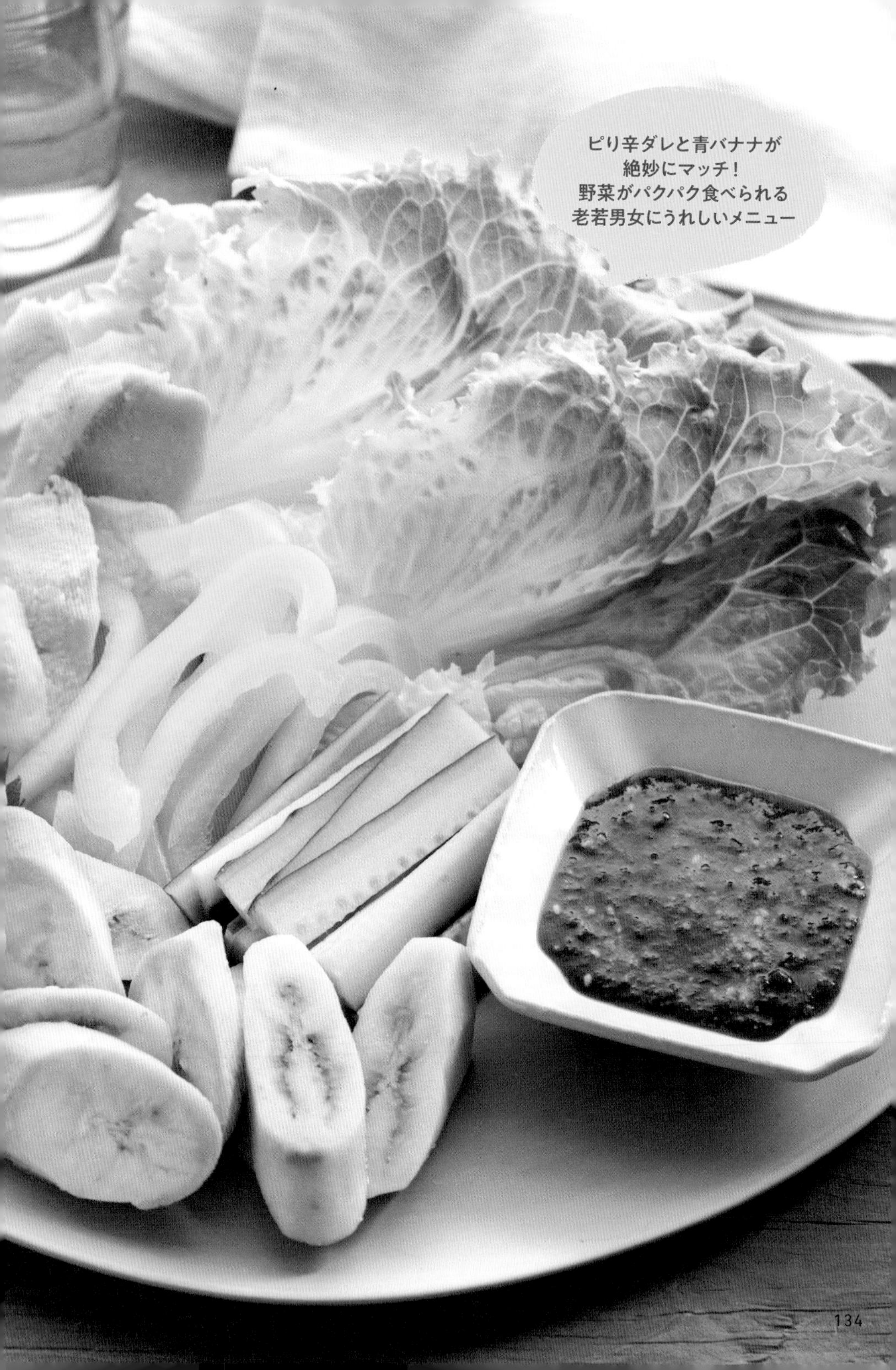
ピリ辛ダレと青バナナが
絶妙にマッチ！
野菜がパクパク食べられる
老若男女にうれしいメニュー

ポッサム風
青バナナ

材料 (2人分)

青バナナ…2本
サラダチキン…1枚
レタス…適量
パプリカ…½個
きゅうり…½本
しそ…10枚

A
- みそ…大さじ½
- しょうゆ…小さじ1
- コチュジャン…小さじ1
- すりごま…小さじ1
- ごま油…小さじ1

作り方

1. 青バナナは下処理をして斜め切りにする。サラダチキンは食べやすい厚さに切り、レタスは1枚ずつに分け、パプリカ、きゅうりは細切りにする
2. Aを混ぜ合わせ、1、しそとともに器に盛る
3. レタスに青バナナやほかの具材をのせて巻き、Aのたれをつけて食べる

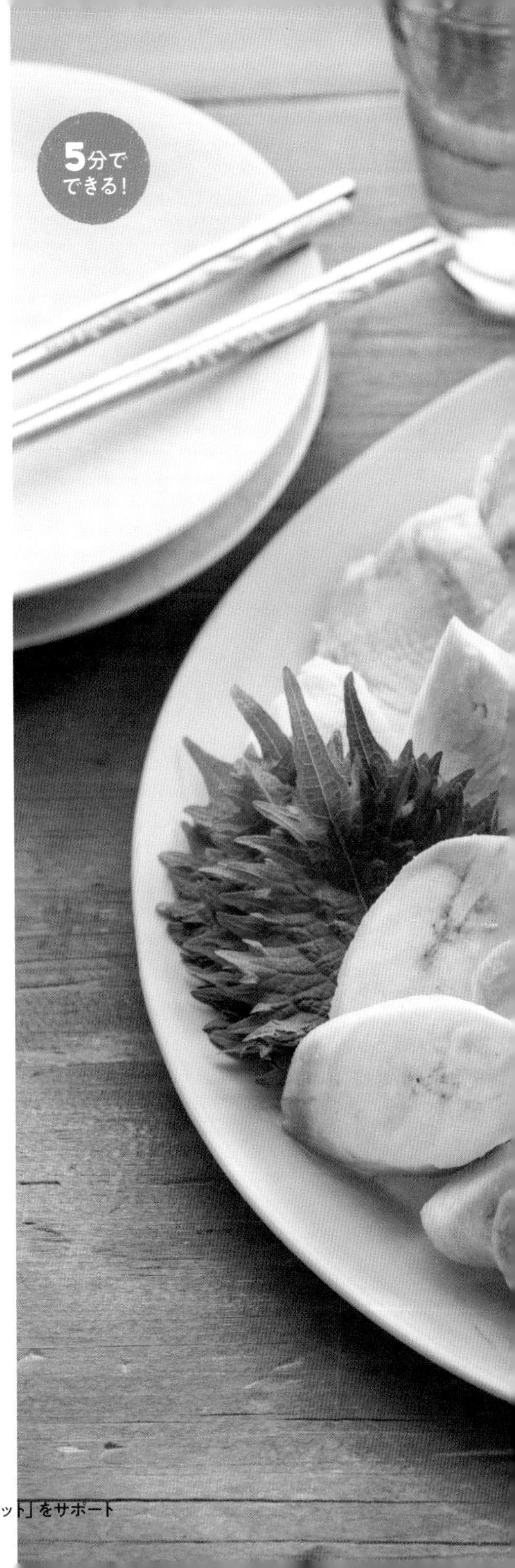

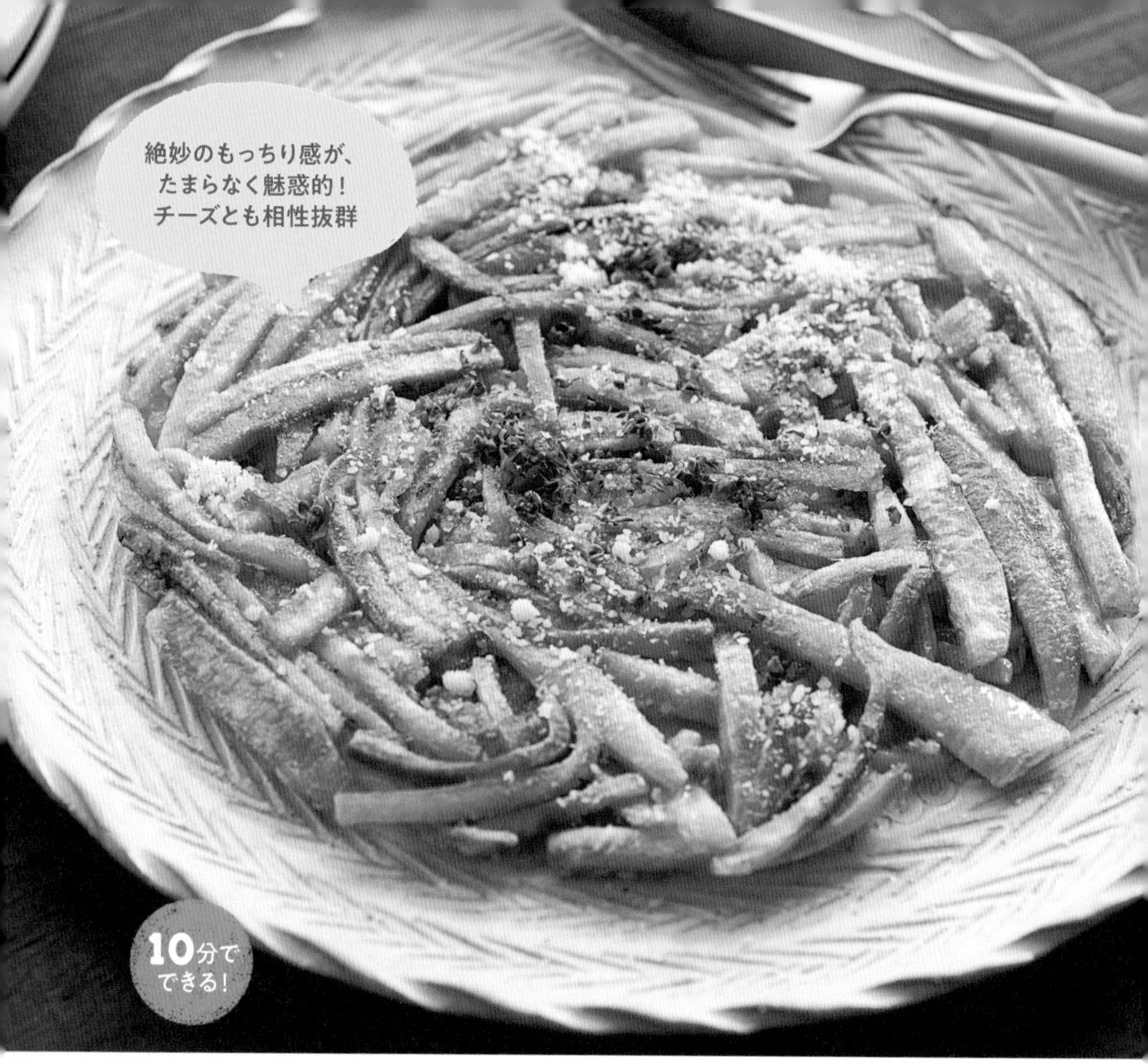
絶妙のもっちり感が、
たまらなく魅惑的！
チーズとも相性抜群
10分でできる！

バナナなヘルシーガレット

材料（2人分）

青バナナ…2本
片栗粉…小さじ1
粉チーズ…適量
オリーブ油…大さじ½
パセリ…少々

作り方

1. 青バナナは下処理をして細切りにする
2. ポリ袋に1と片栗粉と粉チーズを入れて口を閉じ、袋をふって片栗粉をまぶす
3. オリーブ油を引いたフライパンに2を敷き詰めて中火にかける。フライパンが温まってきたら少し火を弱めて、片面3分を目安にゆっくり両面を焼く。好みでパセリをふる

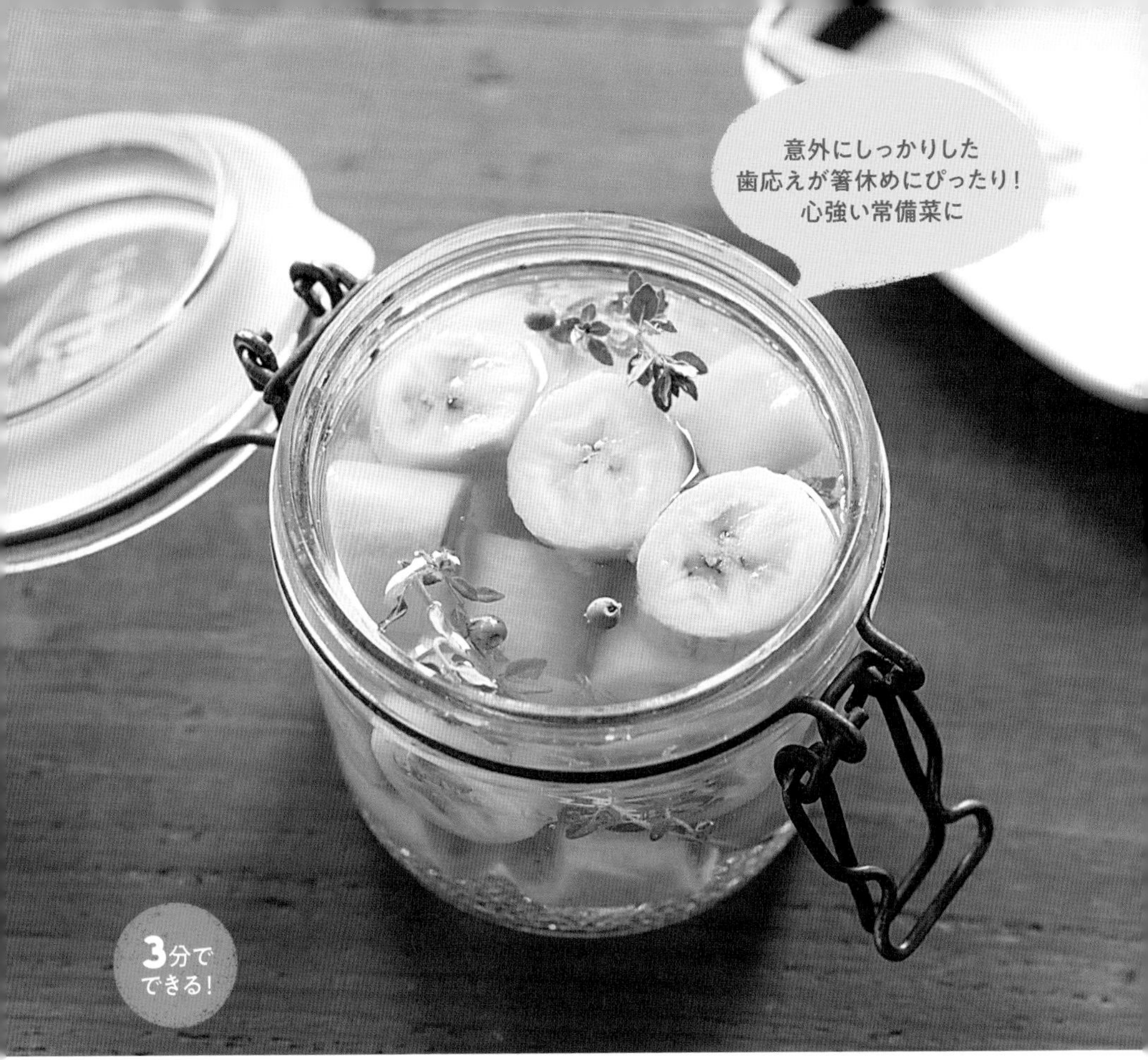
意外にしっかりした
歯応えが箸休めにぴったり！
心強い常備菜に
3分でできる！

青バナナピクルス

材料（2人分）

青バナナ…小3本
すし酢（市販）…100㎖
水…100㎖
好みのハーブやスパイス…適量

作り方

1 青バナナは下処理をしてひと口大に切る

2 すし酢と水を合わせる

3 1を保存容器に入れてハーブやスパイスを加え、2を注ぐ。1時間以上漬けたら食べられる

冷蔵庫で1週間ほど保存可能

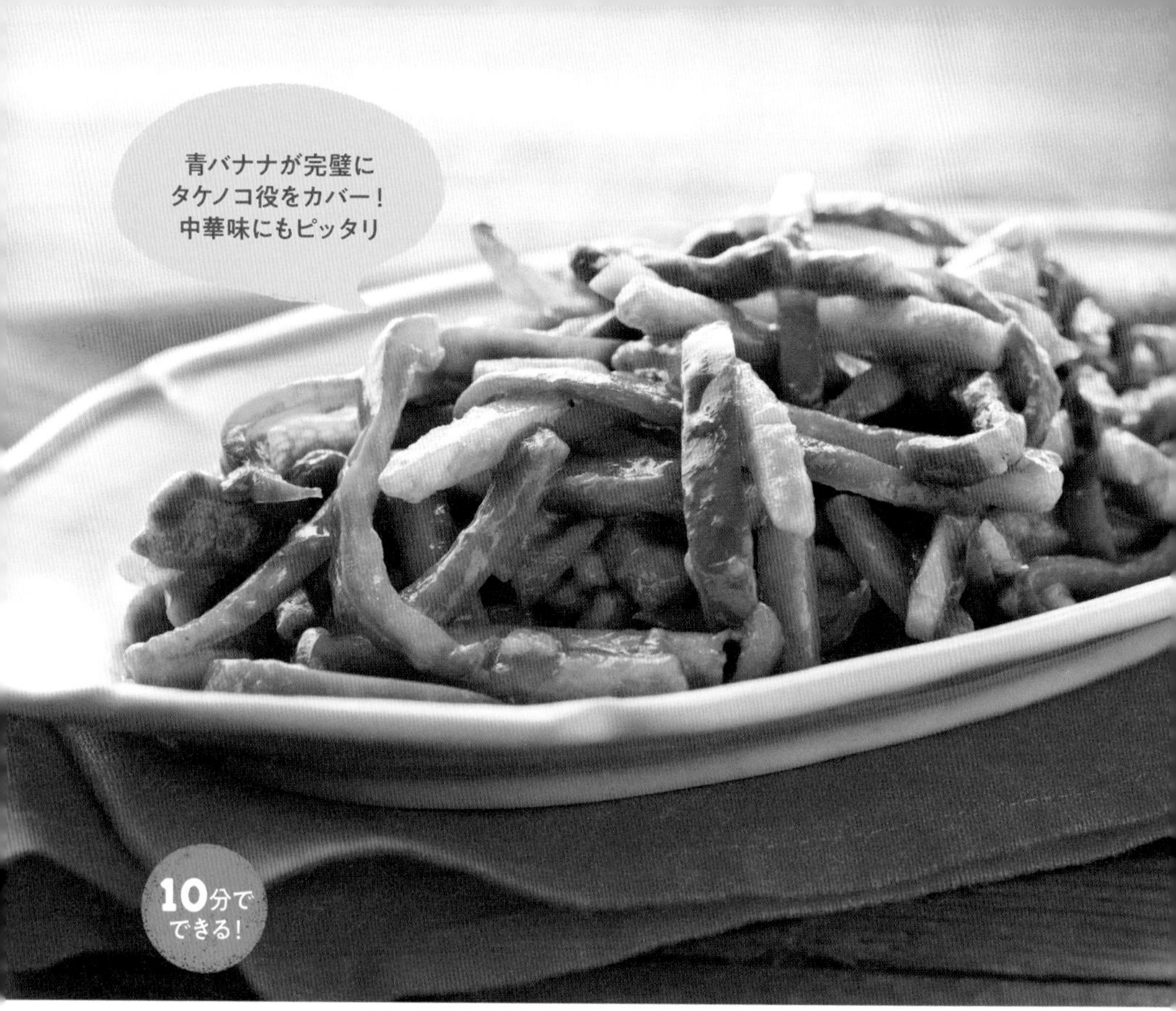
青バナナが完璧に
タケノコ役をカバー！
中華味にもピッタリ
10分でできる！

青バナナチンジャオロース

材料　(2人分)

青バナナ…2本
ピーマン…2個
豚ロース肉（生姜焼き用）
　…100g
塩・こしょう…各少々
サラダ油…大さじ½

A
- 水…大さじ2
- 酒…大さじ1
- オイスターソース…大さじ1
- しょうゆ…大さじ2

水溶き片栗粉…適量

作り方

1. 青バナナは下処理をして細切りにする。ピーマンと豚肉も細切りにする。細切りにした豚肉は塩・こしょうで下味をつける
2. フライパンにサラダ油を入れて熱し、豚肉を入れ炒める。豚肉の色が変わったら青バナナとピーマンを加え、中火で炒める
3. ピーマンに火が通ったらAを加えて炒め、水溶き片栗粉を加え、とろみがついたら器に盛る

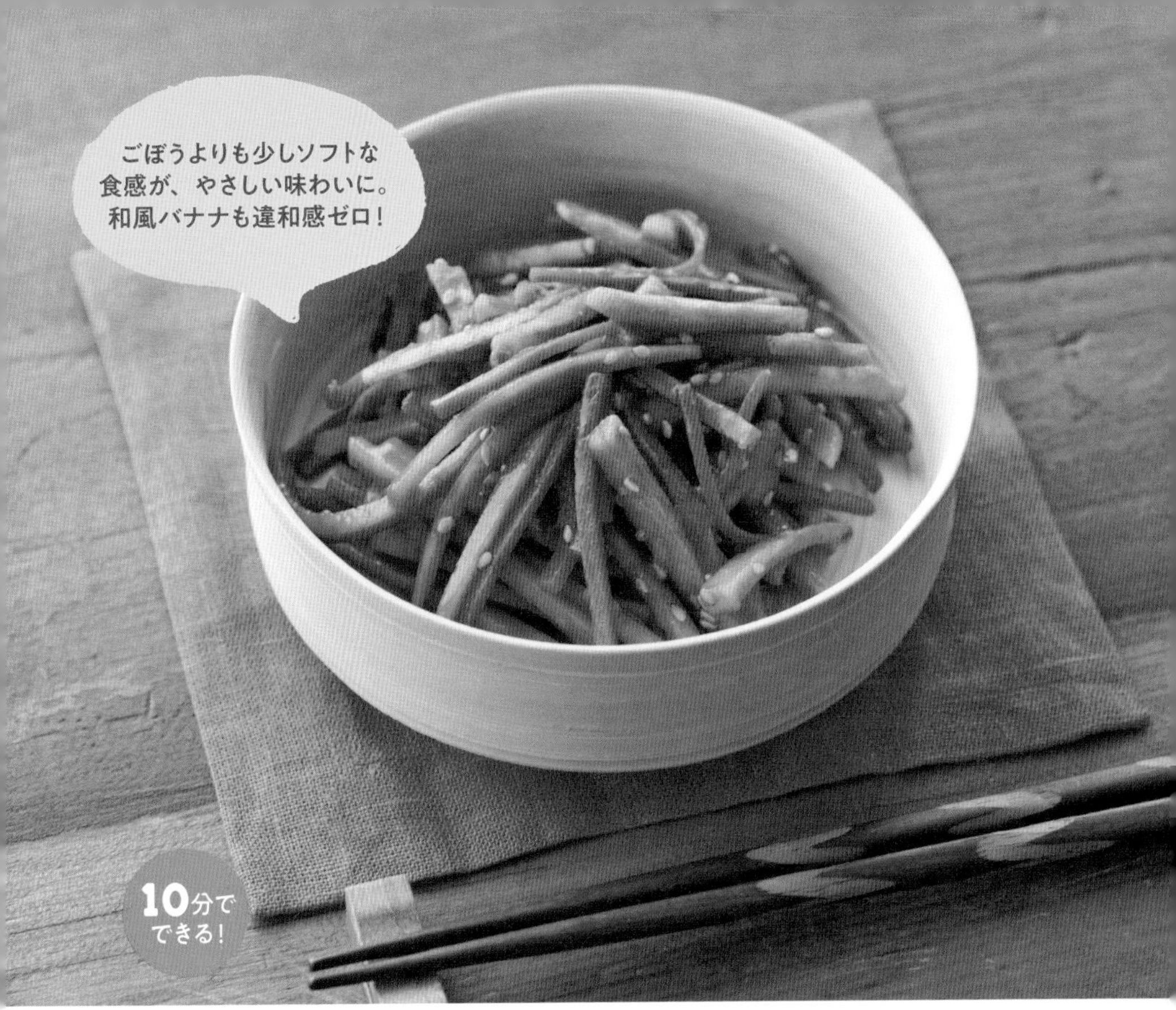
ごぼうよりも少しソフトな
食感が、やさしい味わいに。
和風バナナも違和感ゼロ！
10分でできる！

ほくほくきんぴらバナナ

材料（2人分）

青バナナ…2本
にんじん…20g
ごま油…大さじ½
A しょうゆ…大さじ1
A みりん…大さじ1
A 酒…大さじ1
白ごま…適量

作り方

1 青バナナは下処理をして細切りにする。にんじんは千切りにする

2 フライパンにごま油を入れて熱し、1を入れ、にんじんが柔らかくなるまで弱めの中火で炒める

3 Aを加え、練るようにして炒めたら器に盛り、白ごまをふる

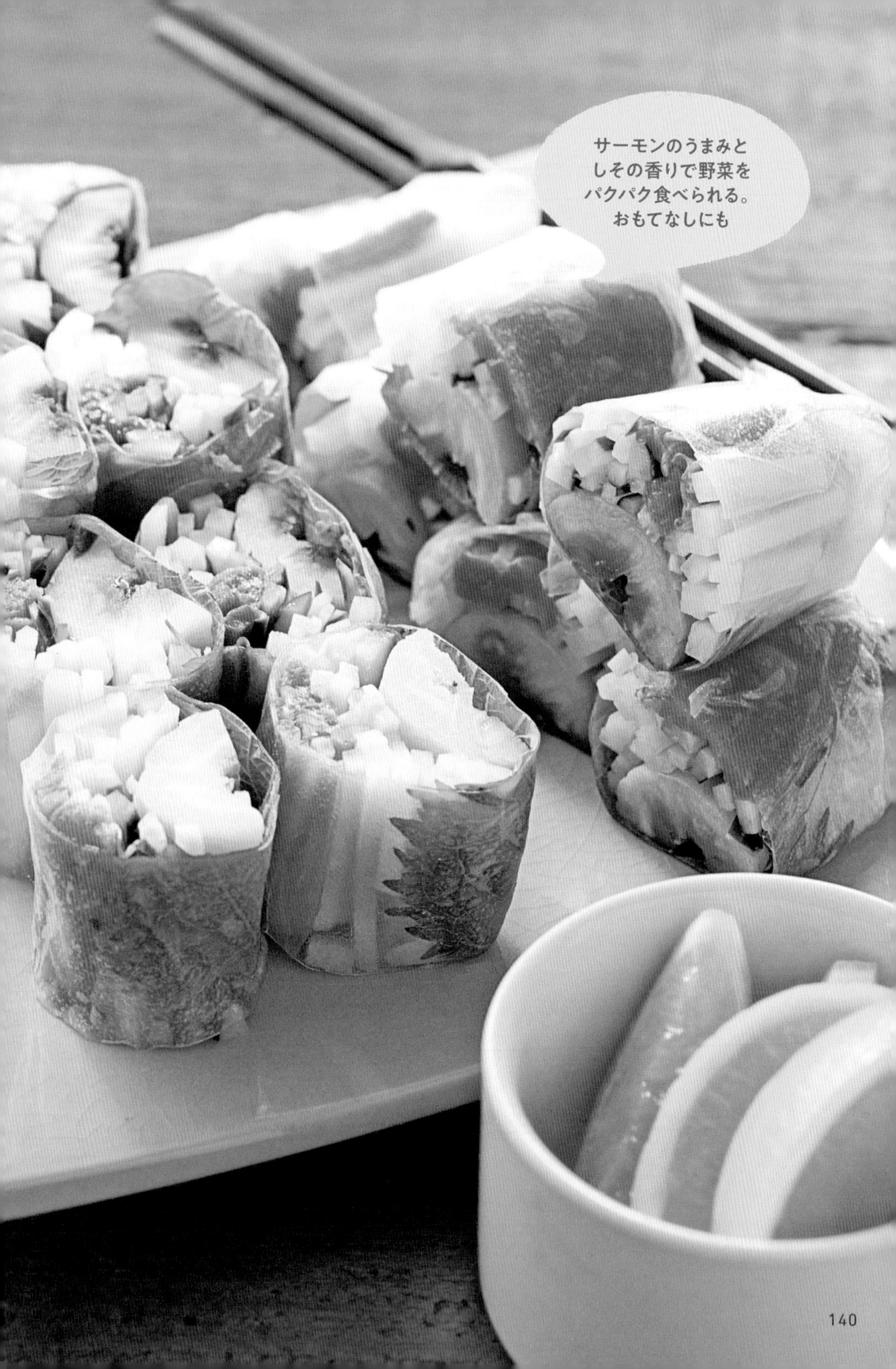
サーモンのうまみと
しその香りで野菜を
パクパク食べられる。
おもてなしにも

バナなま春巻き

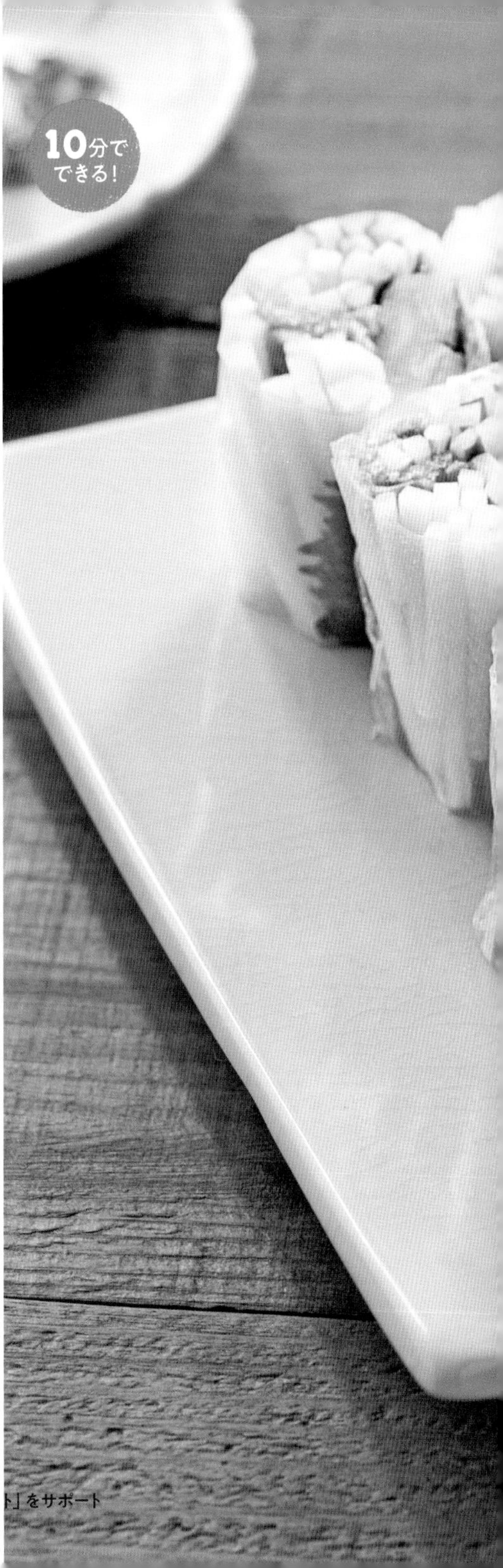

材料 (2人分)

青バナナ…2本
大根…80g
きゅうり…50g
スモークサーモン…大4枚
ライスペーパー…4枚
しそ…8枚
スイートチリソース…適量
レモン…適量

作り方

1. 青バナナは下処理をして縦半分に切り、4等分に切る。大根、きゅうりは千切りにする。スモークサーモンは食べやすい大きさに切る
2. まな板に水で濡らして絞ったキッチンペーパーを敷き、その上に水にくぐらせたライスペーパーを置く
3. ライスペーパーにしそ、青バナナ、大根、きゅうり、スモークサーモンを置いて、全体を包む
4. 食べやすい大きさに切り、スイートチリソースをつけ、レモンを搾って食べる

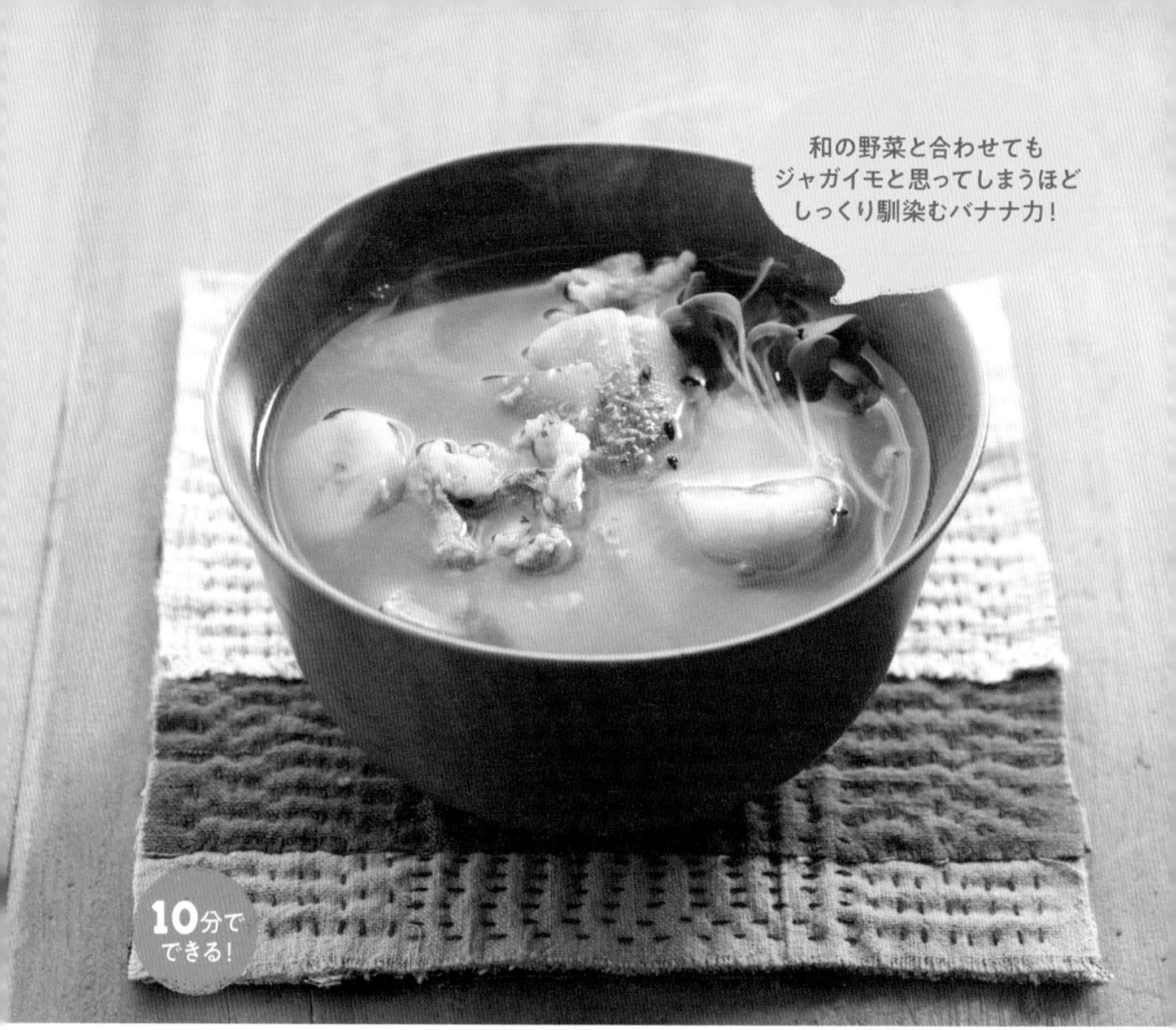
和の野菜と合わせても
ジャガイモと思ってしまうほど
しっくり馴染むバナナ力！
10分でできる！

ほっこりバナ豚汁

材料　(2人分)

青バナナ…2本（小）
にんじん…10g
豚こま肉…50g
だし汁…400㎖
みそ…大さじ2
かいわれ菜…適量
七味唐辛子…適量

作り方

1 青バナナは下処理をしてひと口大に切る。にんじんは短冊に切り、豚こま肉はざく切りにする

2 だし汁に青バナナ、にんじんを入れ中火にかける。沸騰してきたら豚肉を加えて5分煮る

3 みそを溶き入れて器に盛り付け、根を切ったかいわれ菜を添える。好みで七味唐辛子をふる

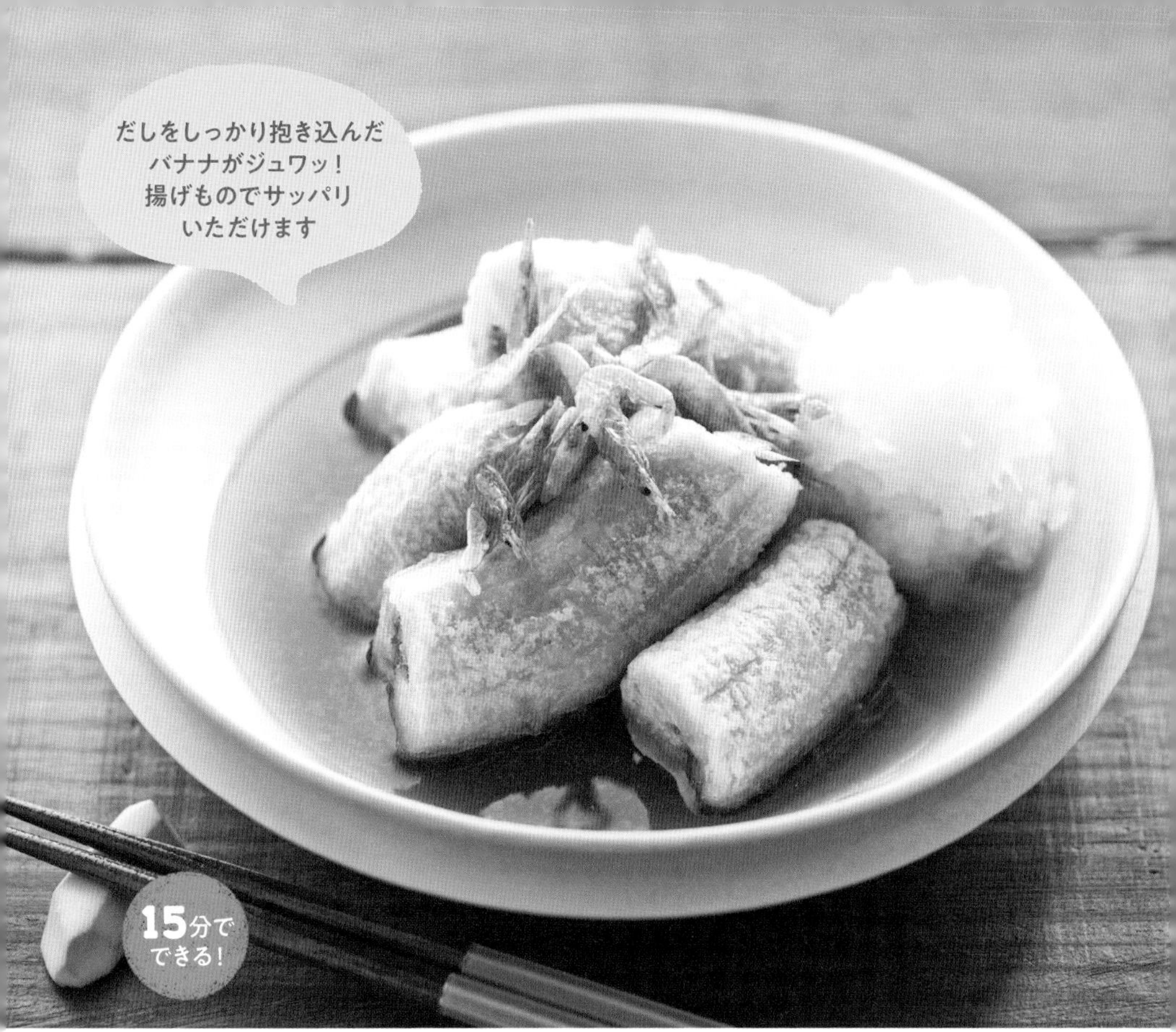
だしをしっかり抱き込んだ
バナナがジュワッ！
揚げものでサッパリ
いただけます
15分でできる！

揚げだし風青バナナ

材料 (2人分)

青バナナ…2本
片栗粉…小さじ1
サラダ油…適量
めんつゆ(3倍)…大さじ2
水…90㎖
桜エビ…小さじ1
大根おろし…30g

作り方

1 青バナナは下処理をして1本を3等分に切る。ポリ袋に入れて片栗粉をまぶす

2 小鍋にサラダ油を1センチ深さほど入れたら中火にかけ、1を揚げ焼きにする。表面がからりとしてくるまでゆっくり揚げる

3 鍋にめんつゆと水を入れ煮立ったら2と桜エビを入れる。さっと煮たら器に盛り、大根おろしを添える

知らなかったけど、世界では食べられている

世界の推し青バナナ料理

黄色く熟したバナナは果肉が柔らかいため調理に向かないことも。
その点、青バナナなら果肉がまだ硬いため、世界中でさまざまな料理にアレンジされています。そんな世界の青バナナ料理をご紹介！

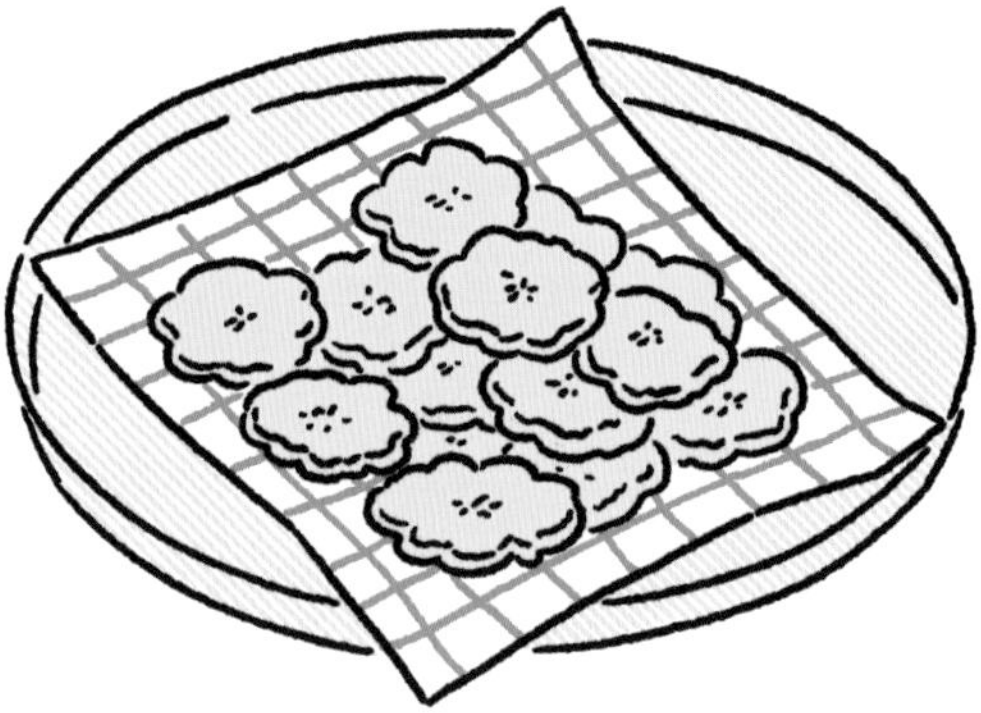

エクアドルほか

青バナナ揚げチップス

南国の定番おやつといわれる青バナナチップス。青バナナを下処理して油で揚げ、一度揚げたらつぶして薄くし、二度揚げするのがおいしそう。塩、こしょう、砂糖などをかけていただくと美味。世界中で愛される、お手軽スナックです。

ウガンダ

カトゴ

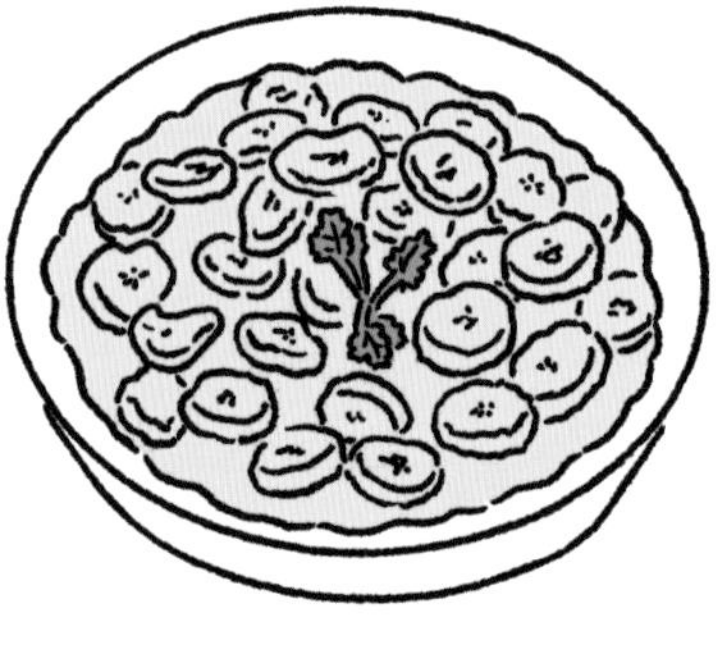

ウガンダで愛される煮込み料理「カトゴ」は、家庭によって牛肉やホルモンを入れるなどバリエーション豊か。味付けはターメリックやクミンなど、カレーに使うスパイスでOK。青バナナでアフリカ風の煮込み料理を楽しんでは?

プエルトリコ

モフォンゴ

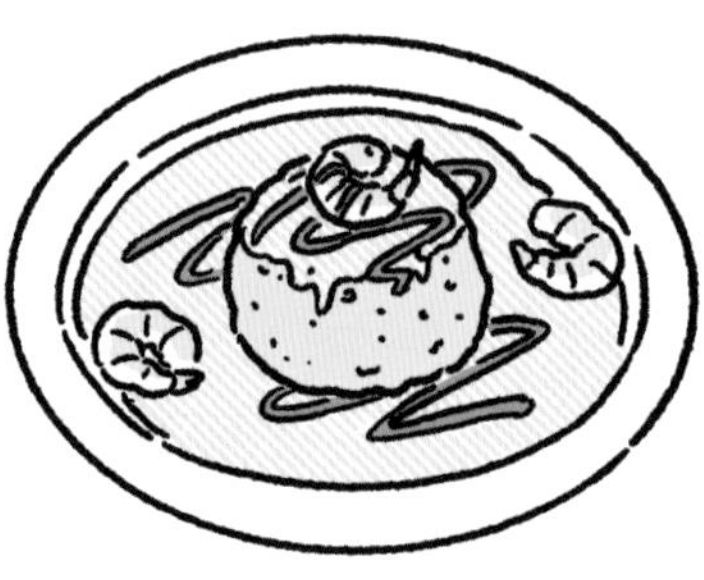

スペイン系住民が多いプエルトリコには、ラテンアメリカでポピュラーな「モフォンゴ」という料理が人気。青バナナを炒めてつぶし、にんにくなどと混ぜたもので、肉類などに添えることも多いとか。自分好みにアレンジしてみて。

PART 6

ダイエットの効果をさらに上げる
4つの腸活習慣

バナナを食べることは腸活に最適！
でも、それ以外にもできることはあります。
普段の暮らしのなかでできるストレッチや
生活習慣、気の持ちよう1つでも、
腸は元気になり、
機嫌よく働いてくれるようになります。
ダイエット効果を上げたい人におすすめの
4つの腸活習慣、ぜひ参考にしてください。

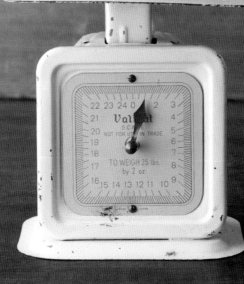

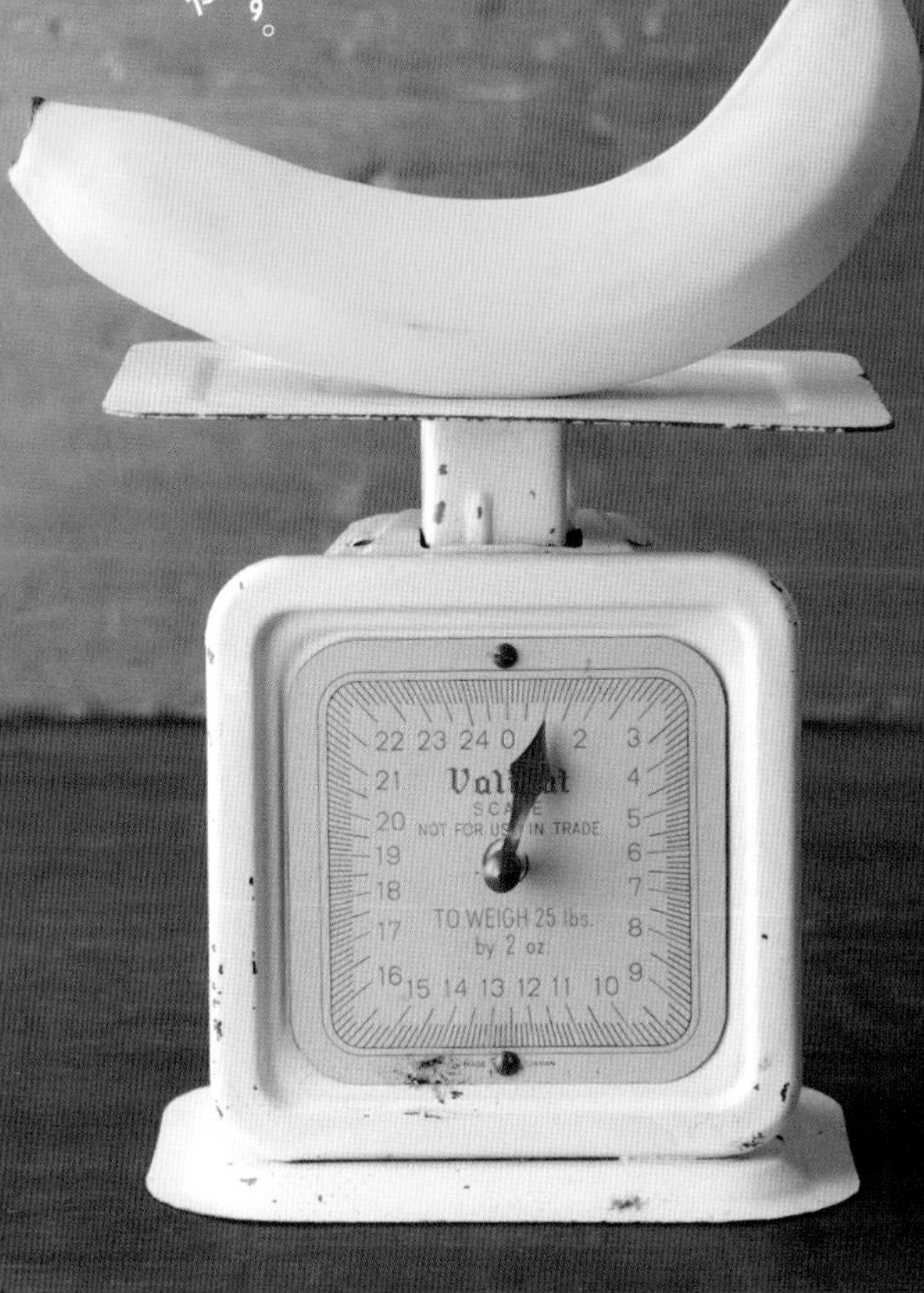

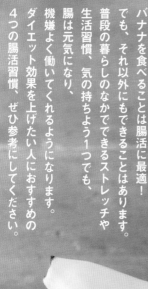

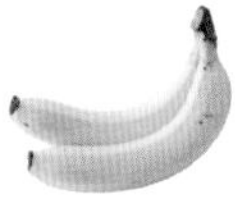

外側からも腸を刺激！バナナストレッチで腸を活発化

ダイエット成功の鍵を握る腸活には、バナナを食べるという内側からのアプローチが重要ですが、実は外側からのアプローチも有効です。ストレッチによって外側から刺激を与えると、バナナとの相乗効果で腸の機能がさらにアップします。

PART2でもお話ししたように、副交感神経が優位なときに腸は活発化します。リラックスして行うストレッチには、副交感神経を高める働きがあり、おなかやお尻まわりの筋肉を動かして鍛えることで、排便力も高まります。

今回腸を刺激するストレッチをいくつか紹介しますが、どれをいつ行ってもOK。朝なら排便スイッチが入りやすくなり、昼は消化を助け、寝る前に行えばスムーズな入眠につながります。まずは1つからでも、毎日続けて腸を元気に保ちましょう。

腸活習慣❶ ストレッチ❶

全身バナナストレッチ

両腕を上に伸ばして、頭上で手首をクロスさせた姿勢を作って行います。ゆっくりと呼吸をしながら、脇腹の筋肉が伸びているのを感じて。回数は2回でも3回でも大丈夫です。無理せず、気持ちよく伸ばすことが大事です。

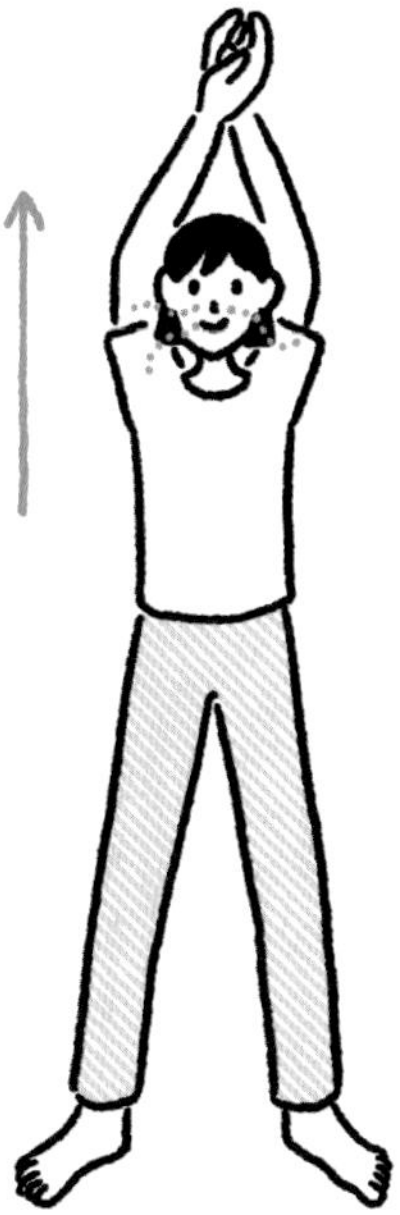

1 足を開いて立ち、両腕を上に伸ばす

両足を肩幅くらいに開いて立つ。息を吸いながら両腕を上に伸ばして頭上で手首をクロス。肩甲骨を引き寄せるように意識して。

2 上体をゆっくりと左右に倒す

息を吐きながら、ゆっくりと上体を左に倒し、右の体側をしっかりと伸ばす。息を吸ってもとの姿勢に戻り、次は上体を右に倒す。数回繰り返す。

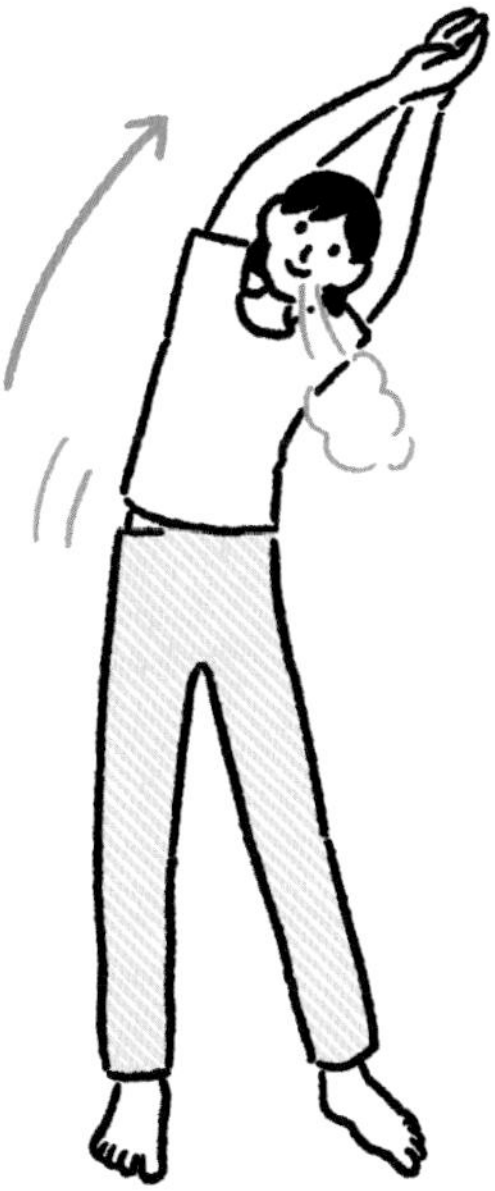

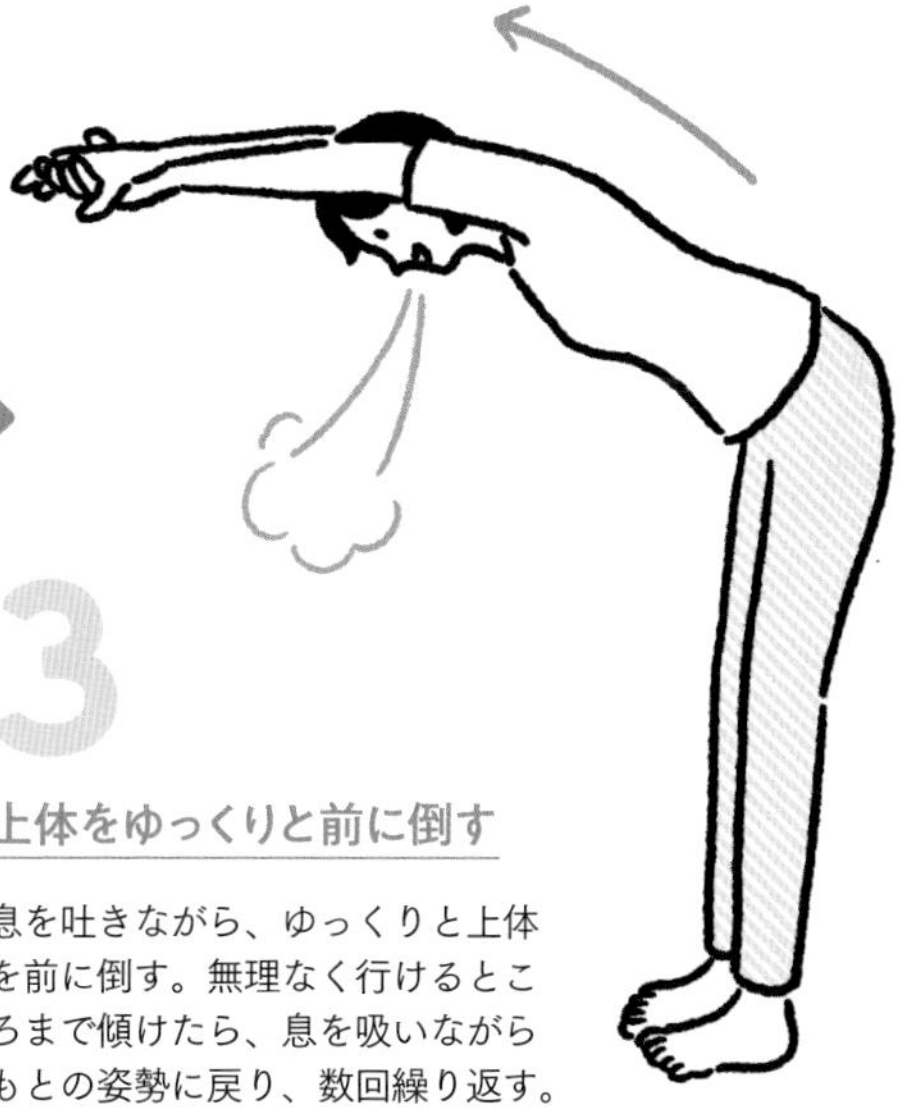

3 上体をゆっくりと前に倒す

息を吐きながら、ゆっくりと上体を前に倒す。無理なく行けるところまで傾けたら、息を吸いながらもとの姿勢に戻り、数回繰り返す。

腸活習慣❶ ストレッチ❷

らくらくバナナツイスト

仰向けに寝てひざを立て、おなかの力を抜いてリラックスした姿勢で行います。ひざを左右に倒すときにキュッとおなかをひねるので、腸に刺激が伝わって、ぜん動運動を高める効果があります。朝行えば、スムーズなお通じが期待できます。

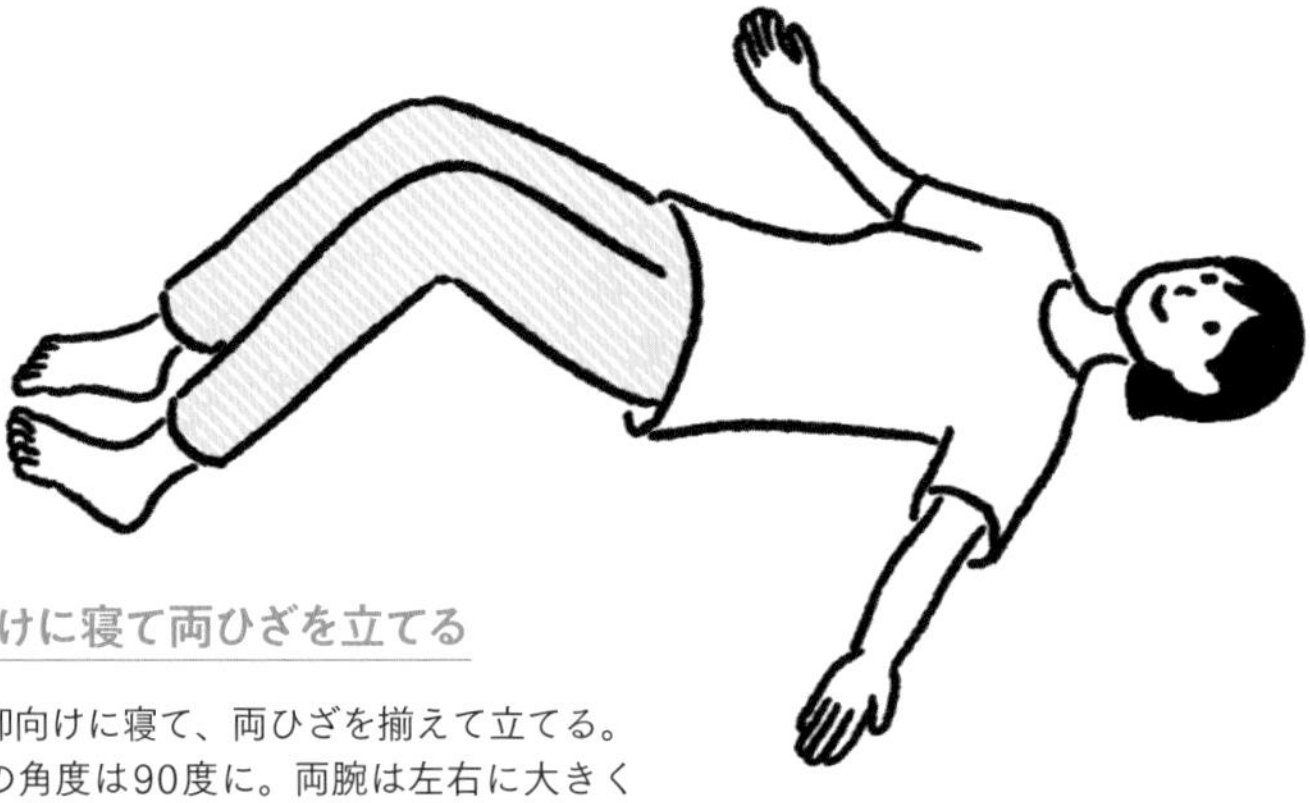

1 仰向けに寝て両ひざを立てる

床に仰向けに寝て、両ひざを揃えて立てる。ひざの角度は90度に。両腕は左右に大きく開いて伸ばし、手のひらは天井に向ける。

↓

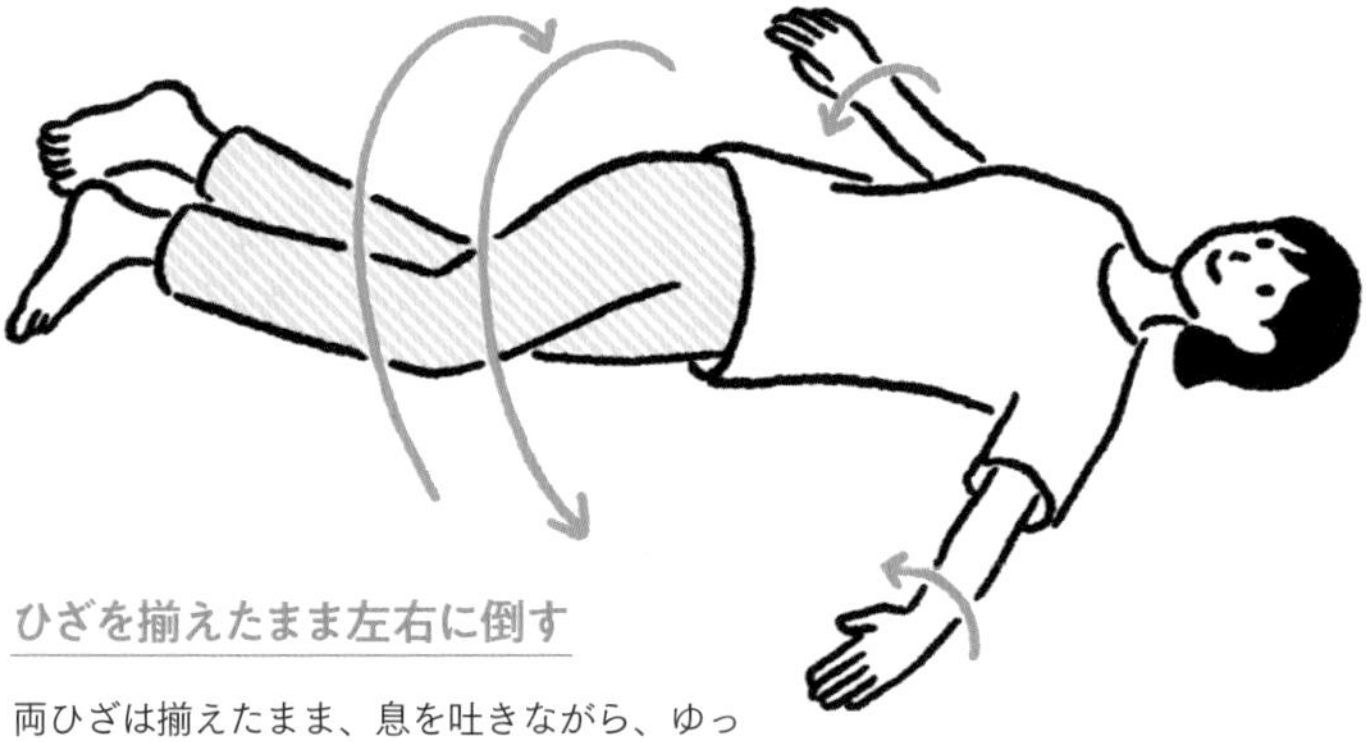

2 ひざを揃えたまま左右に倒す

両ひざは揃えたまま、息を吐きながら、ゆっくりと右に倒す。ひざの動きに合わせて手のひらは床に向ける。息を吸いながら1の姿勢に戻り、同様に左側に倒す。これを1分程度続けてください。

腸活習慣❶ ストレッチ❸

腸刺激バナナストレッチ

このストレッチは、うつ伏せで上体を反らす、仰向けで上体を持ち上げる、という2つの動きを組み合わせて行います。腸にしっかり刺激が伝わるのと同時に、腹筋も鍛えられるお得な動きです。決して無理せず、できる範囲で動いていきましょう。

1

うつ伏せでひざを曲げ上体を反らす

うつ伏せになり、ひざを90度に曲げる。両手で支えながら上体を反らし、おなかの伸びを感じながら30秒キープ。この姿勢で深呼吸すると副交感神経を高めるのに効果的。

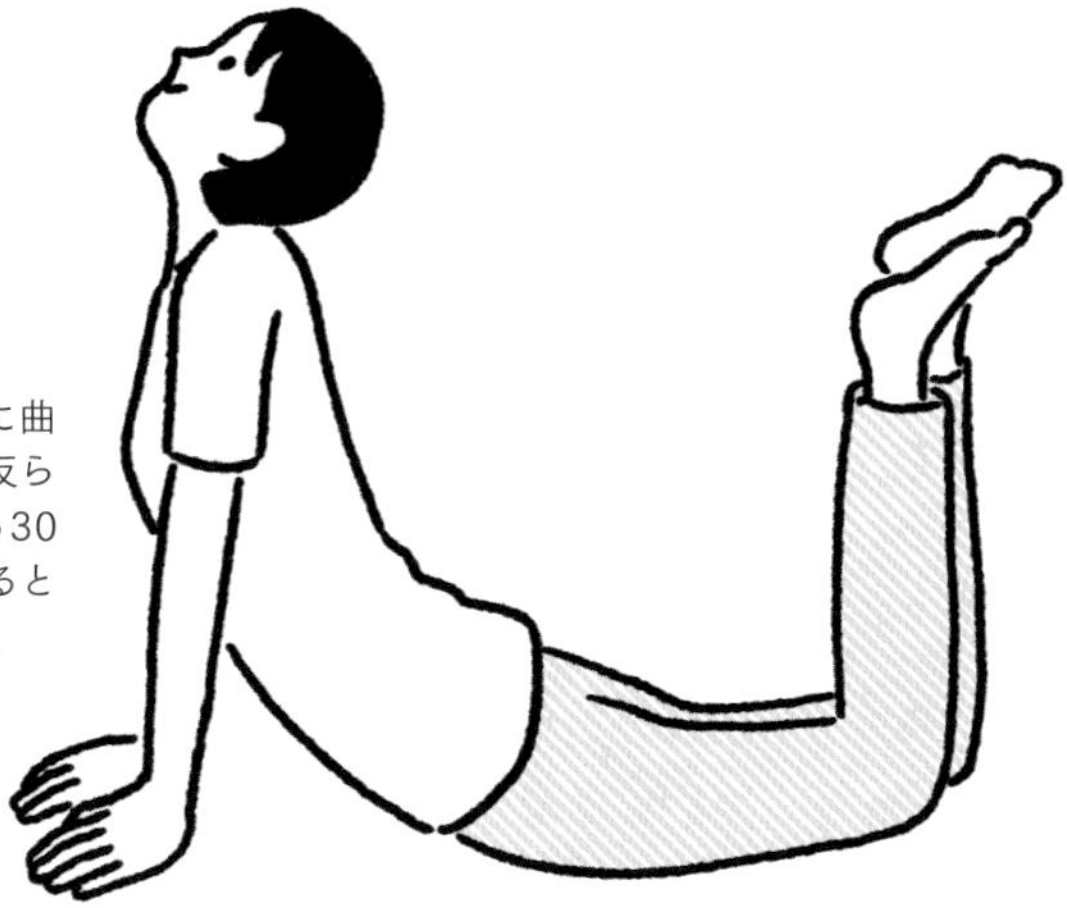

2

仰向けでひざを立て、上体を持ち上げる

腰の下にクッションをしき、仰向けでひざを立て、手は胸の上でクロスして肩をつかむ。そこからおへそが見えるところまで上体を持ち上げる。呼吸を止めずに20回ほど行う。

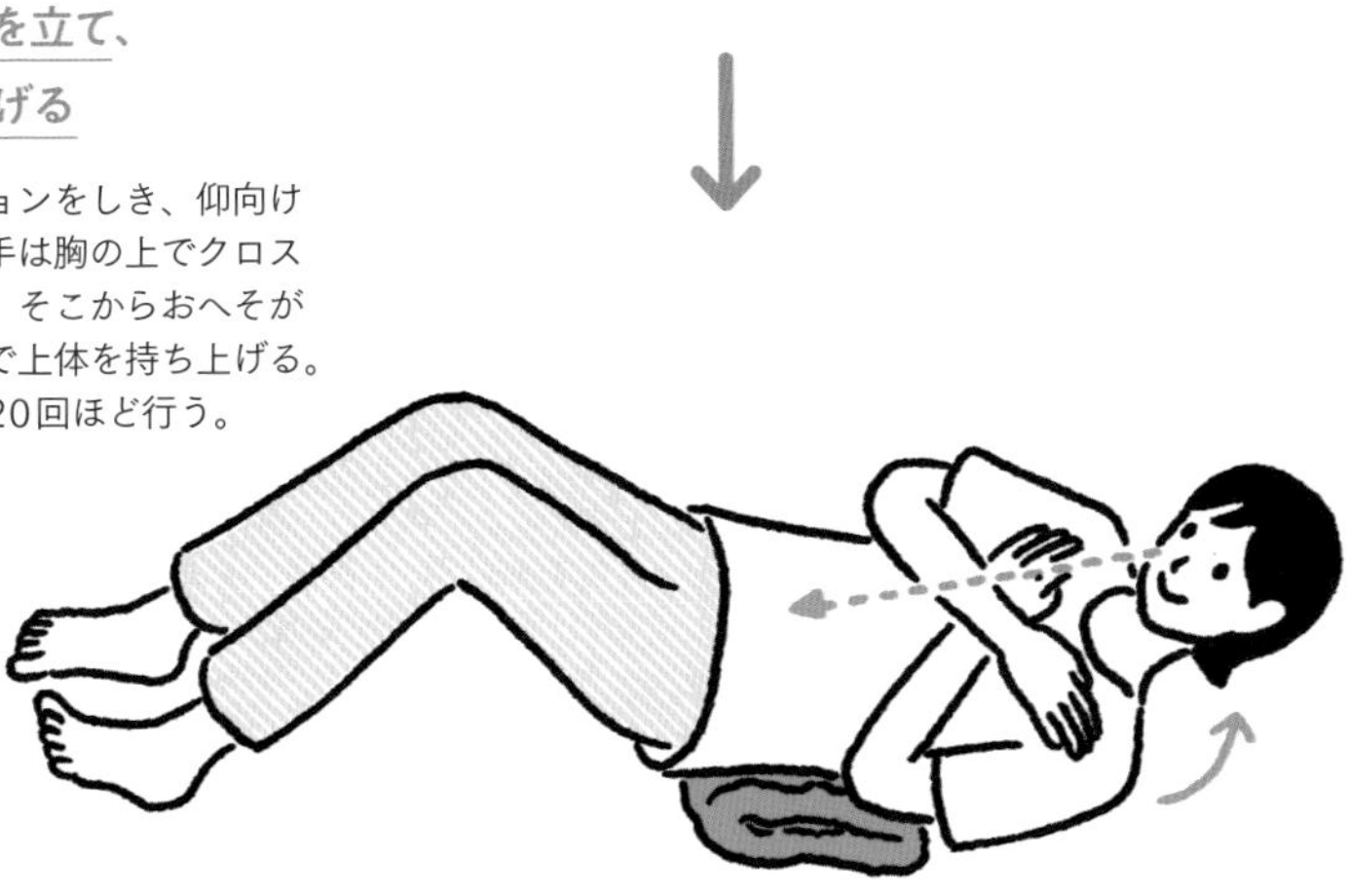

腸活習慣❶ ストレッチ❹

くねくね腰まわし

腸をぎゅっとつかみながら、大きく腰を回すストレッチです。腰を緩める動きは副交感神経を高めるのに役立ちます。仕事などで座りっぱなしの姿勢が続く人は、腸の動きが滞りがちなので、こまめに立ち上がって体を動かし、腸に刺激を与えましょう。

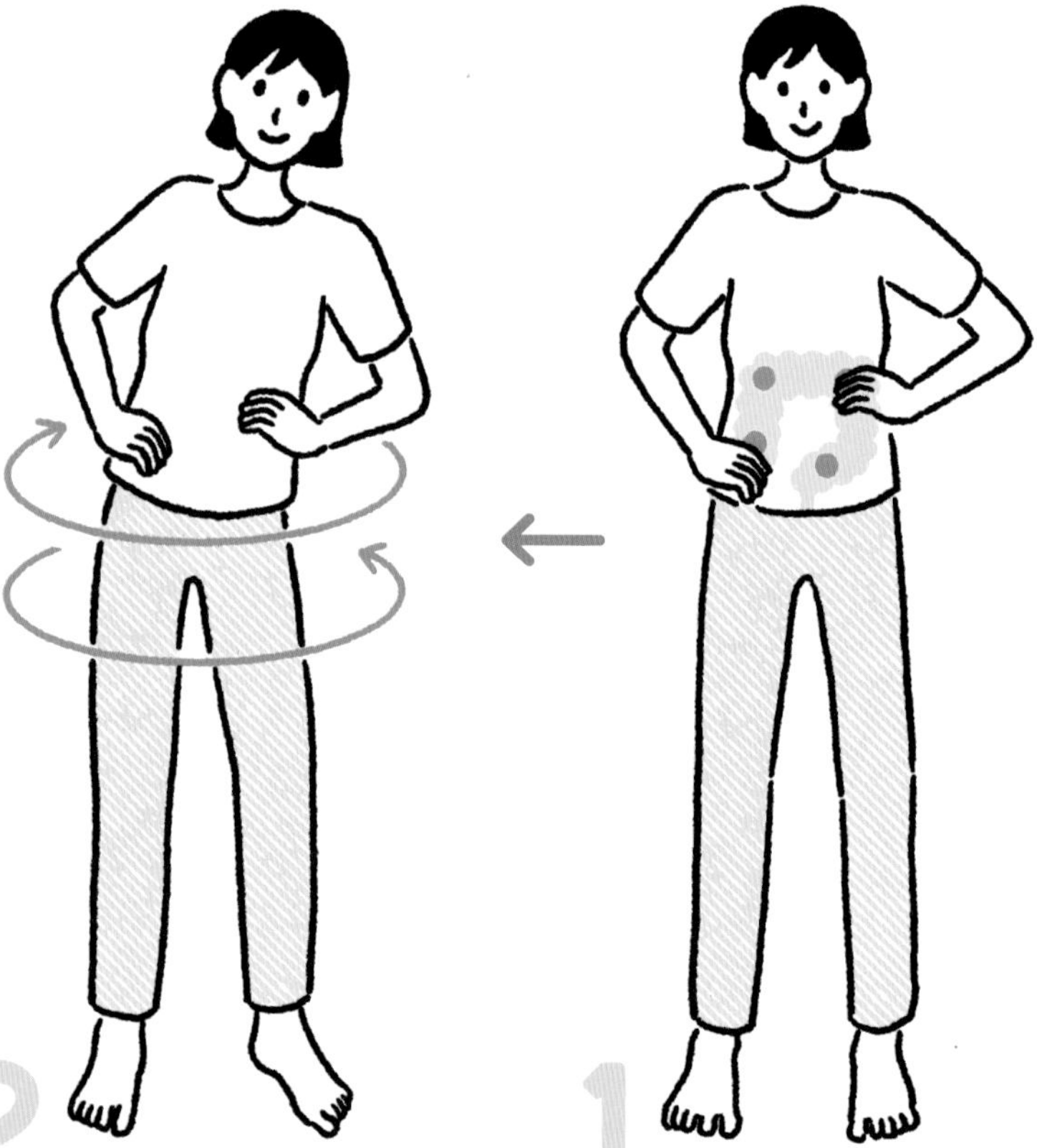

1

腸をつかんで背筋を伸ばして立つ

背筋を伸ばして立ち、左手で肋骨の下、右手で腰骨の上（便の詰まりやすいポイント）をぎゅっと強めの力でつかむ。

2

左右に大きく腰をまわす

肛門を締めながら、腰を右回りに8回、左回りに8回まわす。次に右手で肋骨の下、左手で腰骨の上をつかみ、左右にそれぞれ8回ずつまわす。

腸活習慣❶ ストレッチ❺

猫ポーズのお腹伸ばし

猫が伸びをするような姿勢で行うストレッチで、腸を伸ばすのが目的です。立ち姿勢が続くことで下垂気味になっている腸を、元の正しい位置に戻します。ゆっくりと、気持ちよさを感じながらしっかりと伸ばしていきましょう。

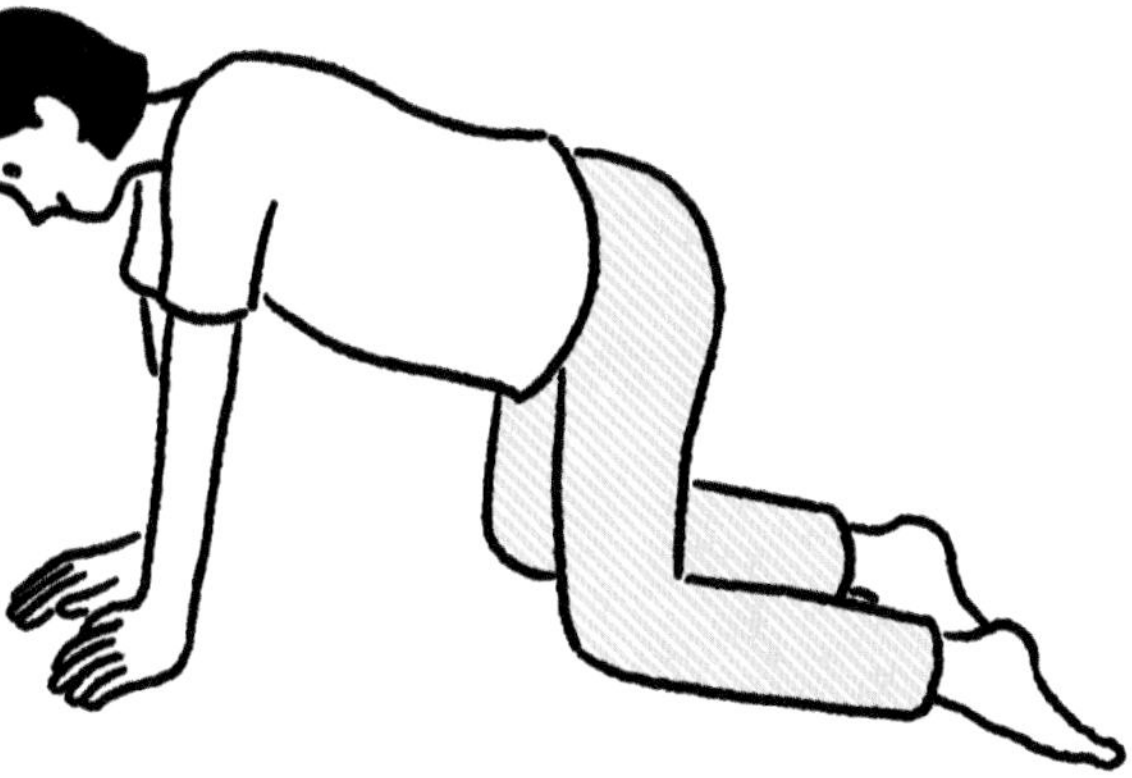

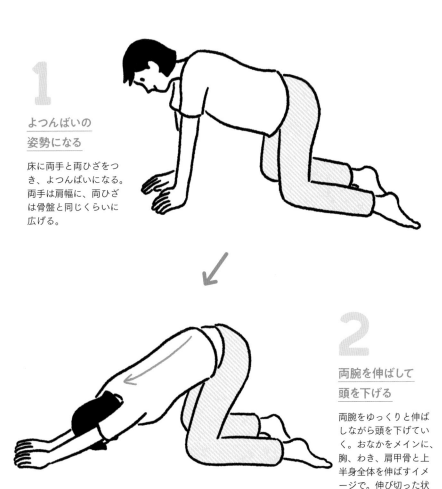

1

よつんばいの姿勢になる

床に両手と両ひざをつき、よつんばいになる。両手は肩幅に、両ひざは骨盤と同じくらいに広げる。

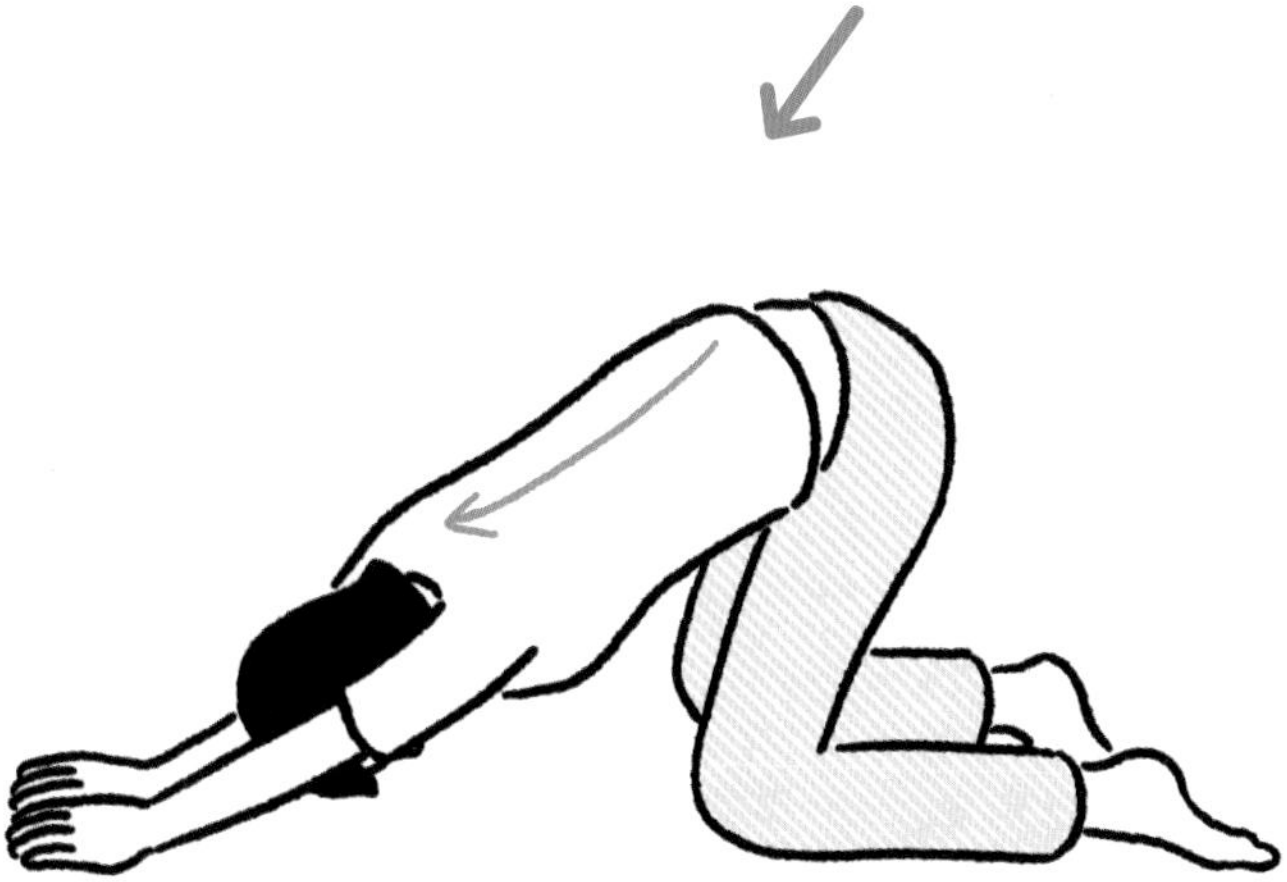

2

両腕を伸ばして頭を下げる

両腕をゆっくりと伸ばしながら頭を下げていく。おなかをメインに、胸、わき、肩甲骨と上半身全体を伸ばすイメージで。伸び切った状態で30秒キープする。

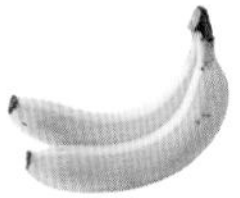

便秘で疲れた腸を「腸もみ」で元気に

前ページまでに、腸の動きを活発にしてスムーズなお通じにつなげるためのストレッチを5つ、ご紹介してきました。

ここでは腸をつかんでダイレクトに刺激を与える、「腸もみ」と「腸にきくツボ」をご紹介します。

大腸は、下腹部に大きな四角形を描くように位置しています。そのため、カーブしている四隅に、どうしても便がたまって動きが滞りがちになるのです。

具体的には、左右の肋骨の下と、左右の腰骨のあたりになります。

このポイントを強めの力でぎゅっとつかんでもみほぐし、滞りを改善しましょう。

ただし排便には副交感神経を高めたほうがいいので、出ないからと焦らないこと。

リラックスしながら腸もみを行って、自然な便意を待ちましょう。

腸活習慣❷

腸もみのやり方

大腸は、下腹部に四角形のように位置しています。そのカーブを描いている四隅、左右の肋骨の下と、左右の腰骨の上あたりの部分にたまりやすく、詰まりがちに。この部分をしっかりつかんでもみほぐし、詰まりを改善しましょう。

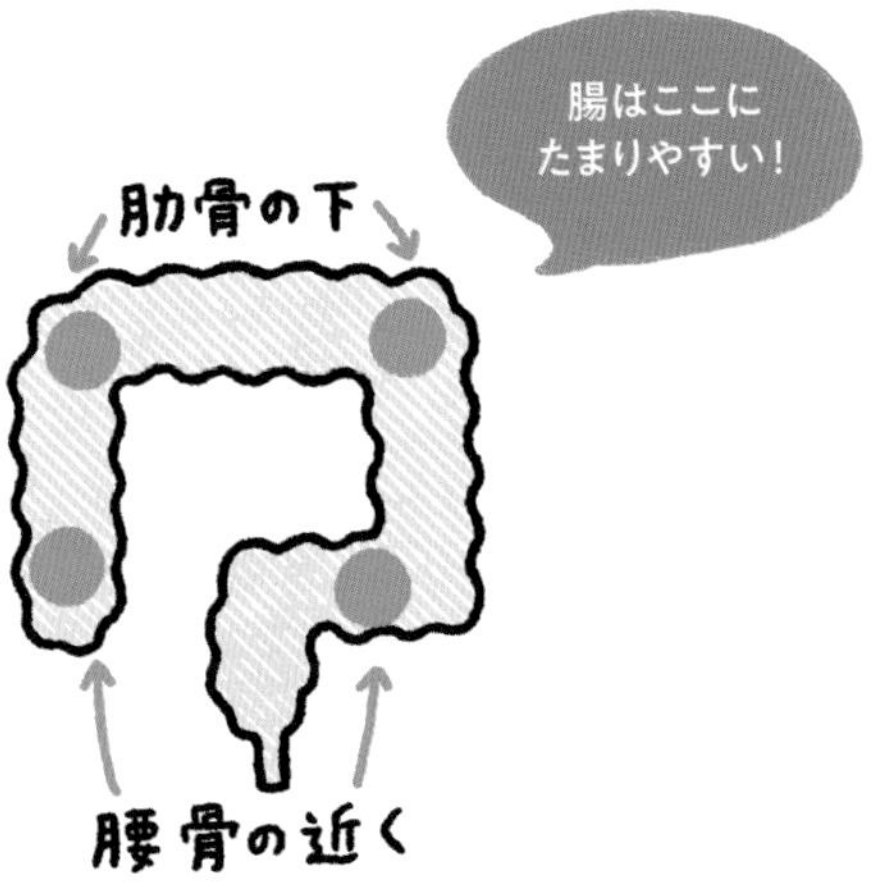
腸はここに
たまりやすい！
肋骨の下
腰骨の近く

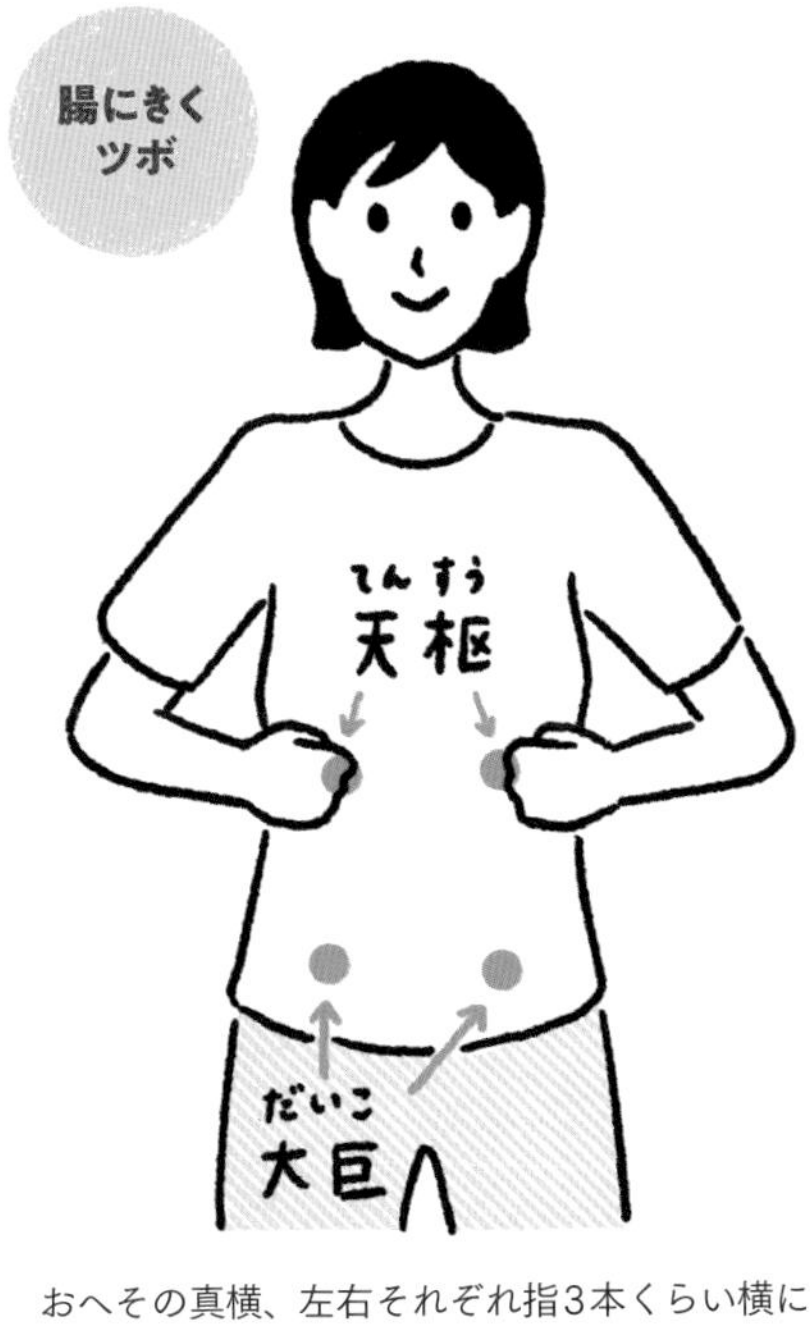
腸にきく
ツボ
天枢《てんすう》
大巨《だいこ》

おへその真横、左右それぞれ指3本くらい横にあるのが「天枢」、そこから指3本分下が「大巨」。ここをこぶしで押し込むようにする。

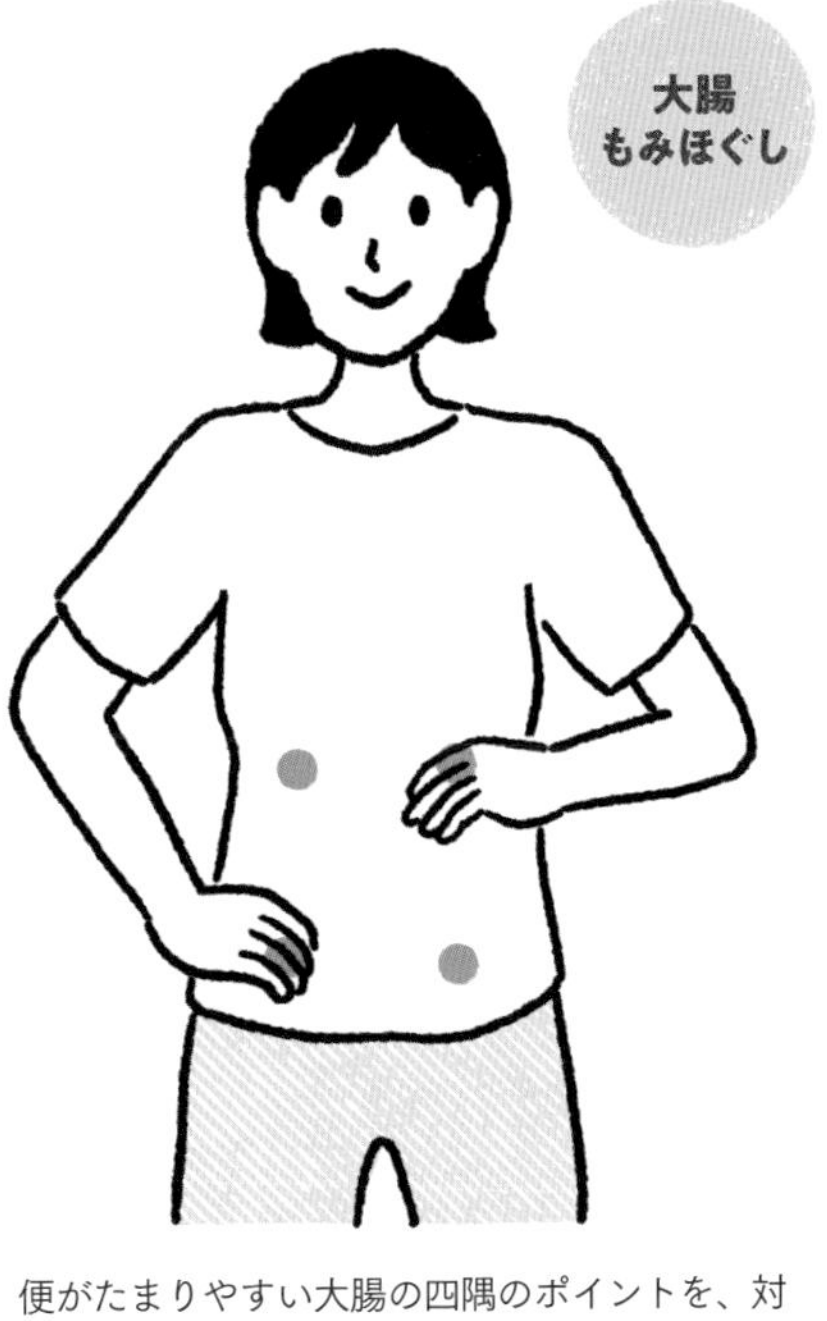
大腸
もみほぐし

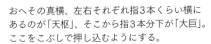

便がたまりやすい大腸の四隅のポイントを、対角線上の位置でつかみ、ゆっくりもみほぐす。つかむ位置を上下交互に変えて1〜2分行う。

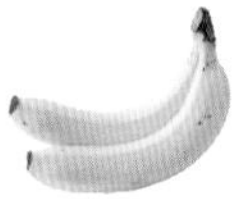

首まわりをほぐすと腸内環境が整う!?

これまでお伝えしてきたように、腸の働きをよくするためには、自律神経のうち、副交感神経を高めることが大切です。

ストレスいっぱいの現代社会に生きる私たちは、どうしても交感神経が優位になりがち。腸を元気にするためには、意識して副交感神経を高める必要があります。

そこでおすすめなのが、首まわりのケアやツボ押しです。

首には自律神経に重要な関連をもつ神経があるため、首のこりは血流の悪化を招き、神経の働きをダウンさせて自律神経の乱れにつながるのです。

逆に言えば、首まわりをほぐしていい状態を保てば、自律神経が整い、腸にも好影響が期待できます。

簡単にできる首まわりのケア法、ぜひ実践してみてください。

腸活習慣❸

首まわりを温めるコツ

首は、交感神経と副交感神経に関連する「迷走神経」や「星状神経節」があるところ。首や首の付け根がこり固まっていると、血流が悪くなってこれらの働きが大幅にダウン。すると自律神経のバランスが乱れてしまうので、首まわりのケアは常に心がけたいもの。

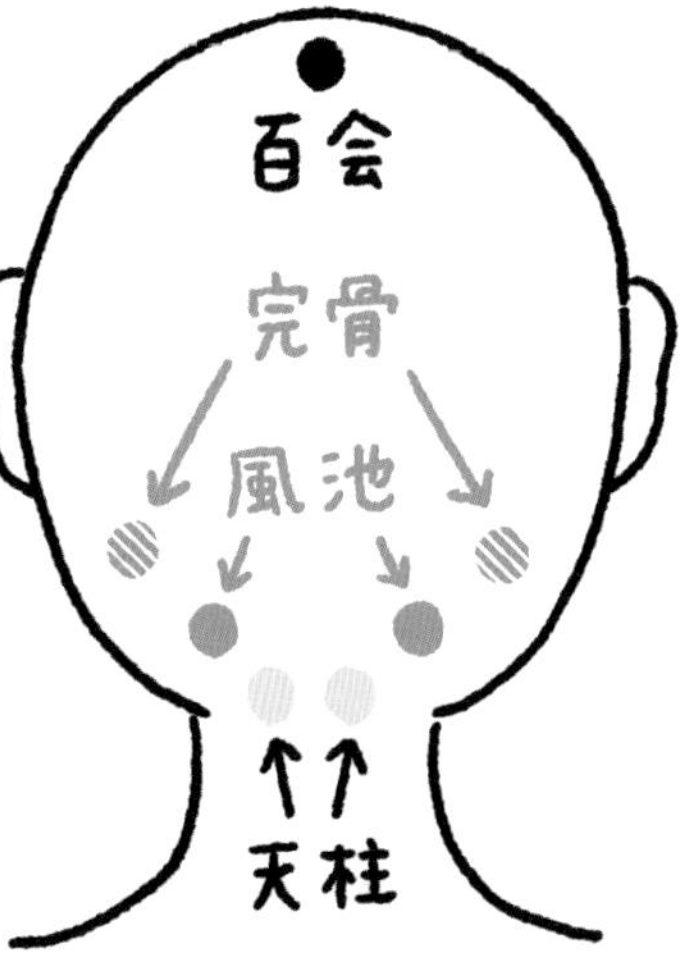

ツボを知っておこう

首をゆるめるツボにはいくつかあり、こっていると感じたときなど、指で押して刺激するだけで簡単に効果が得られる。首の後ろ、頭蓋骨のへりに並んでいる「天柱（てんちゅう）」「風池（ふうち）」「完骨（かんこつ）」。それぞれを両手の親指で押したあと、首のラインに沿って少しずつ下にずらしながら肩まで押していく。頭頂部のほぼ真ん中で少しへこんでいるところにある「百会（ひゃくえ）」は中指を使って刺激する。

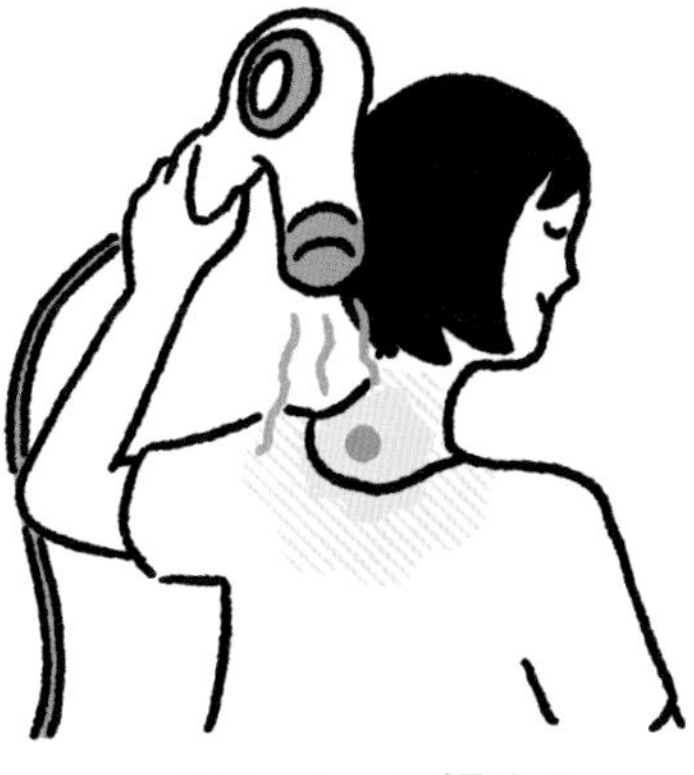

ドライヤーで温める

身体中に点在する、自律神経や腸を整えるのに役立つツボを、ドライヤーで温めるのも効果的。弱い温風を1～2分間当てると、ツボ押しと同じ効果があり、全身の血流改善にも。

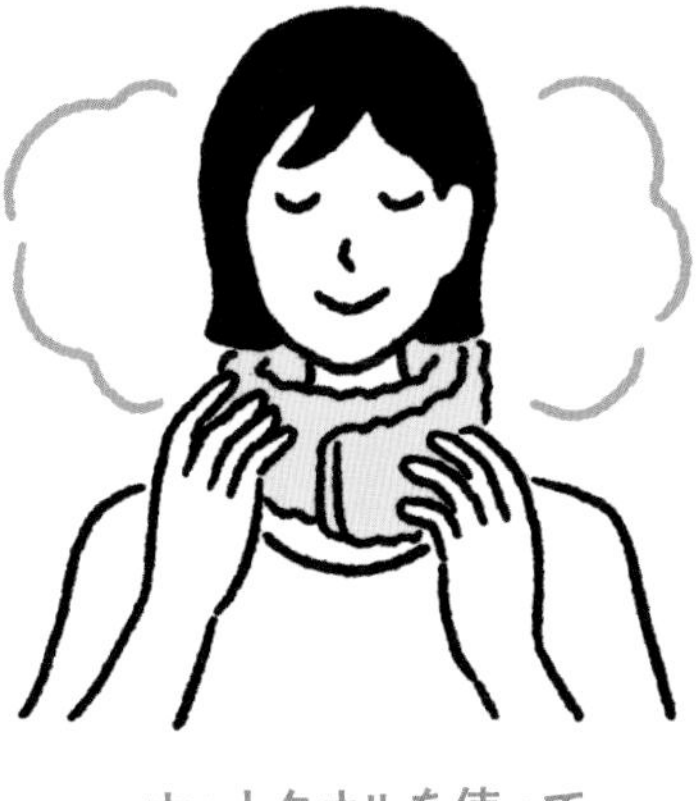

ホットタオルを使って

ホットタオルを首にかけると、首まわりの神経が温まり、交感神経の働きが鎮められる。またツボの刺激にもなり、首まわりの筋肉もゆるめられる。

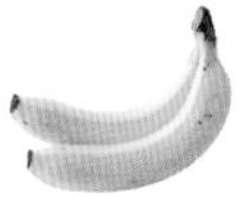

「ゆっくり習慣」が腸の状態を良好に保つ

繰り返しお伝えしてきたように、自律神経と腸には密接な関係があり、副交感神経が高まると、腸の働きが活発になります。

つまり、腸を元気に働かせるためには、交感神経が過度に働き過ぎる傾向にある現代では、日常の中で、副交感神経が優位になる工夫を意識するのが大切です。

これには、至って簡単な方法があります。

いつもの行動を、ほんの少し「ゆっくり」にすることです。

ただでさえストレスフルな日々ですが、「ゆっくり」を意識して行動すると、自然に呼吸が安定し、副交感神経の働きがよくなるものなのです。

朝の歯磨きを時間をかけてていねいに行う。

エレベーターや入り口では人に先を譲る。

自律神経が乱れやすいとき

1. 忙しいなど気持ちに余裕がないとき
2. 自分のすることに自信がないとき
3. 想定外のことが起こったとき
4. 病気をしたり体調が悪いとき
5. 職場などまわりの環境が悪いとき

おしゃべりするときもゆっくり話し、リラックスして会話を楽しむ。

そんな日常生活におけるちょっとした心がけが、自律神経をバランスよく保つのに大いに役立つのです。

また、1人の人の自律神経のバランスは、意外にも周囲に大きな影響を与えるもの。

例えばイライラした人がいるとまわりの空気も悪くなりますし、感じのいい人の存在は場の雰囲気を和らげます。

つまり、自分の自律神経が整っていれば、人に好影響を与え、良好な人間関係も築けるということなのです。

このようにいいことだらけのゆっくり習慣、ぜひ実践してみてください。

おわりに

最後まで読んでいただき、ありがとうございます。

これまで述べてきたように、ダイエットの最大の敵は、今体についている脂肪ではなく、ついている脂肪が落ちたその先に待ち構えているリバウンドという悪魔です。

その悪魔とは、長い間、戦っていかなくてはなりません。

今回おすすめした「モーニングバナナダイエット」。

モニターの方に試した結果だけみると、そこまでセンセーショナルなものではないかもしれません。

ですが、モニターを終えた今でも、続けている人が多くいます。

「クラッシュバナナ」を「おいしい」「これなら続けられる」と言ってくれた人、「バナナを毎日2本食べるって面倒くさいと思っていたけど意外とラクだった」といった言葉もいただいています。

そのような言葉を聞くと、長く続けられるダイエット法であるということは、自信をもっていえるのではないかと思います。

また、ダイエットの大きな目的の1つが「健康になること」です。

ダイエットが原因で、栄養不足に陥り、健康を害したり、肌の調子が悪くなったりしていては、元も子もありません。

今回「便の調子がよくなった」「汗をかくようになった。代謝が上がった気がする」「よく眠れるようになった」といった声も多く聞かれたのも喜ばしいことです。

ですから、「死ぬまで健康な体を維持したい」「いつまでも、体型を維持してきれいであり続けたい」という人には、本当におすすめしたいダイエットなのです。

本書が、皆さんの健康と美に少しでも貢献できることを祈っています。

順天堂大学医学部 教授　小林弘幸

お医者さんがすすめる バナナの「朝食化」ダイエット

超シンプルな腸活健康法

発行日 2023年 7月13日 第1刷

著者 小林弘幸

本書プロジェクトチーム

編集統括	柿内尚文
編集担当	中村悟志、入江翔子
編集協力	黒木博子、石原輝美、印田友紀（smile editors)、諸井まみ
デザイン	蓮尾真沙子（tri)
料理制作	落合貴子
写真	三村健二、渡辺和宏（P79～81）
料理スタイリング	伊藤美枝子
調理アシスタント	川﨑範子
イラスト	かざまりさ
DTP	ユニオンワークス
校正	東京出版サービスセンター
営業統括	丸山敏生
営業推進	増尾友裕、綱脇愛、桐山敦子、相澤いづみ、寺内未来子
販売促進	池田孝一郎、石井耕平、熊切絵理、菊山清佳、山口瑞穂、吉村寿美子、矢橋寛子、遠藤真知子、森田真紀、氏家和佳子
プロモーション	山田美恵、山口朋枝
講演・マネジメント事業	斎藤和佳、志水公美
編集	小林英史、栗田亘、村上芳子、大住兼正、菊地貴広、山田吉之、大西志帆、福田麻衣
メディア開発	池田剛、中山景、長野太介
管理部	早坂裕子、生越こずえ、本間美咲、金井昭彦
マネジメント	坂下毅
発行人	高橋克佳

発行所 株式会社アスコム

〒105-0003
東京都港区西新橋2-23-1 3東洋海事ビル
編集局 TEL：03-5425-6627
営業局 TEL：03-5425-6626 FAX：03-5425-6770

印刷・製本 株式会社光邦

Printed in Japan ISBN 978-4-7762-1292-8